Pussy Yoga

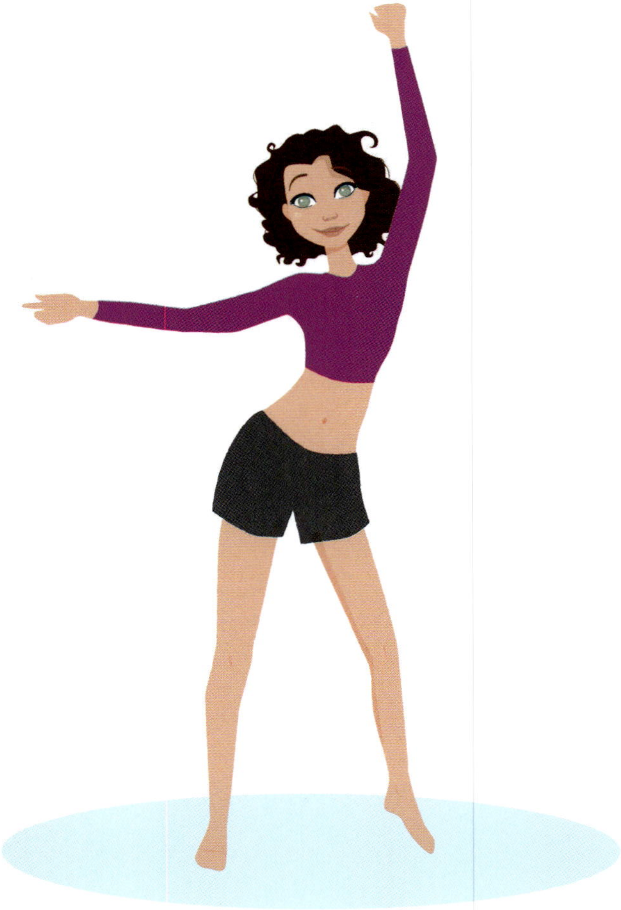

COCO BERLIN

Pussy Yoga

DAS WORKOUT-BOOK

Für einen starken Beckenboden

KOMPLETTMEDIA

Bildnachweis
Coverillustration und alle Illustrationen im Buch: Heike Kmiotek – www.heike-kmiotek.de

Originalausgabe
2. Auflage 2021
Verlag Komplett-Media GmbH

www.komplett-media.de
ISBN: 978-3-8312-0572-1
Auch als E-Book erhältlich

Lektorat: Diane Zilliges, Murnau
Korrektorat: Redaktionsbüro Diana Napolitano, Augsburg
Umschlaggestaltung: Heike Kmiotek – www.heike-kmiotek.de – Düsseldorf
Grafische Gestaltung und DTP: Lydia Kühn, Aix-en-Provence, Frankreich
Druck & Bindung: impress GmbH, Mönchengladbach
Printed in the EU

FSC www.fsc.org MIX Aus verantwortungsvollen Quellen FSC® C106954

Klimaneutral Druckprodukt ClimatePartner.com/13336-1905-1001

Inhalt

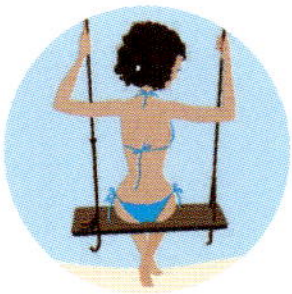

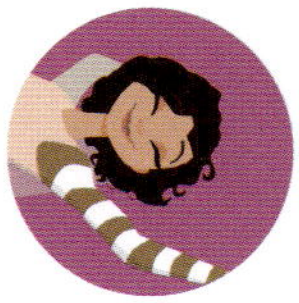

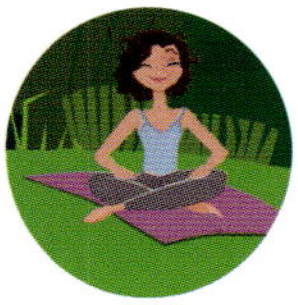

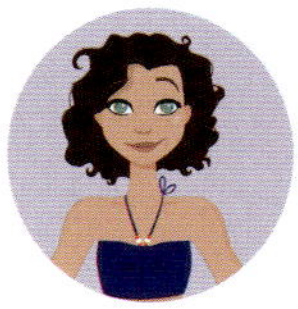

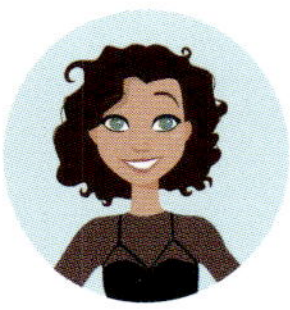

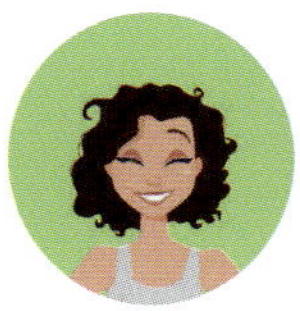

Dein Pussy-Yoga-Workout

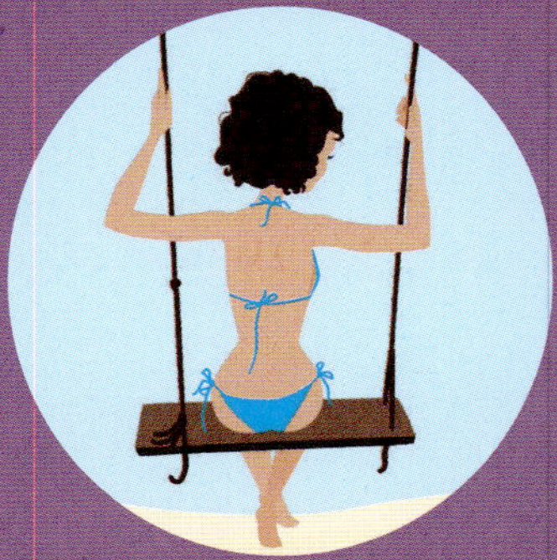

Frauen, die sich ihres Beckenbodens sinnlich bewusst sind und ihn einzusetzen wissen, sind authentisch, kraftvoll und sexy. Sie sind mit sich selbst verbunden, wissen, was sie wollen, und haben die mentale Klarheit und körperliche Energie, um alles zu erreichen, was sie sich wünschen.

Herzlich willkommen!

Die Integration meines Beckenbodens gab mir als Frau eine ganz neue Qualität. Als professionelle Tänzerin hatte ich nicht mehr das Gefühl, den Zuschauern etwas beweisen zu müssen. Ich ruhte in mir selbst und war gleichzeitig in der Lage, mich tiefer mit meinem Publikum zu verbinden. Ich war präsent und konnte mich klarer und authentischer ausdrücken. Auch mein Sex veränderte sich, ich hatte nicht nur mehr Lust und Kraft, sondern auch viel mehr Gefühl im Becken, als wäre dort eine ganze Galaxie von neuen Nervenzellen entstanden.

Durch die Stärkung meines Beckenbodens und die Fähigkeit, meine Pussy zu entspannen, entdeckte ich zum ersten Mal das Gefühl, beim Sex einfach loslassen zu können, einfach zu sein.

2006 fing ich an, meine Entdeckungen in meinen Kursen zu teilen, und die Frauen waren genauso begeistert wie ich. Ich veröffentlichte meine Arbeit in meinem ersten Buch *Pussy Yoga* und es wurde ein voller Erfolg. So viele Frauen praktizieren seither mit Genuss die Übungen für ihren Beckenboden und entdecken ihre Sinnlichkeit. Daher freue ich mich, dir hier ein spezielles Workout-Book an die Hand zu geben – mit den zentralen Pussy-Yoga-Übungen für zu Hause, für unterwegs und fürs Büro.

Das Pussy Yoga Workout-Book präsentiert dir die wichtigsten Informationen und Inspirationen rund um den Beckenboden kurz und knackig auf einen Blick.

Du findest hier kompakte Pussy-Yoga-Übungen in einer kurzen, alltagstauglichen Form und dazu eine Menge neuer und ergänzender Übungen (aus dem Pussy-Yoga-Kalender), die dir die Anwendung von Pussy Yoga zu Hause, im Büro und unterwegs noch einfacher machen.

Ich wünsche dir ganz viel Spaß! Lass mich wissen, wie es dir damit geht.

Du kannst mich auf Social Media finden:

http://youtube.com/cocoberlin
http://facebook.com/likeCOCO
http://instagram.com/cocoberlin_

Wenn du #pussyyoga #cocoberlin benutzt, kann ich deine Posts finden.

Deine

Coco

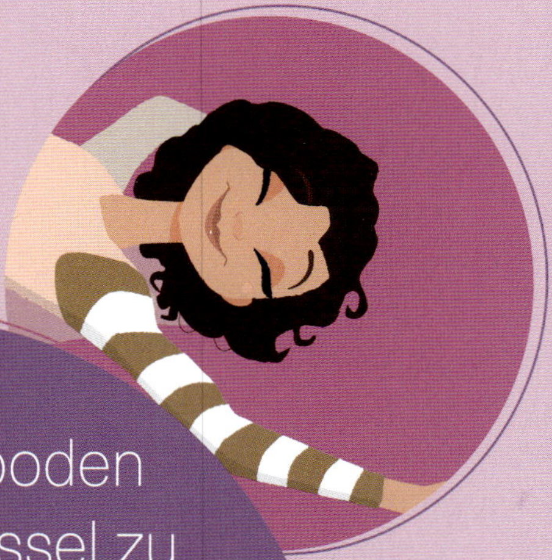

Der Beckenboden war der Schlüssel zu den Antworten auf alle Fragen meines Lebens. Seine Integration nahm mir Ängste, Zweifel und dieses Gefühl, nicht richtig hier auf der Welt zu sein.

Wunderwelt Beckenboden

Nur wenn wir unseren Beckenboden in seiner Gesamtheit kennenlernen und dynamisch aktivieren, können wir seine ganze Power für uns nutzen. Ein bewusster, entspannter und trainierter Beckenboden wird dir ein intensiveres Lebensgefühl geben, dich komplett aufrichten und erden. Du kannst dich also auf Erfolgserlebnisse in jeglicher Hinsicht freuen!

Ein völlig neues Körperbewusstsein

Zahlreiche Studien haben gezeigt, dass Menschen mit einem fitten Beckenboden körperlich, geistig und emotional weitaus gesünder sind und besser mit den Anforderungen des Lebens umgehen können als Menschen mit einem untrainierten Beckenboden. Pussy Yoga ist der Schlüssel zu diesem vitalen Leben. Zuerst werden wir durch sinnliche Wahrnehmung deinen Körper und deinen Geist verbinden. Ohne diese Verbindung ist es unmöglich, den Beckenboden in seiner Gänze überhaupt zu entdecken. Die meisten Frauen haben in ihrem Becken einen blinden Fleck – und was wir nicht empfinden können, können wir nicht trainieren.

Die sinnliche Komponente der Übungen hilft deinem Nervensystem, neue Verbindungen zu testen und zu knüpfen. Sie kann dich so von alten, einschränkenden Gewohnheiten in der Art, wie du dich bewegst, verhältst, wie du denkst und fühlst, befreien. Das geschieht, ohne dass du etwas analysieren müsstest – rein über die Weisheit deines Körpers. Die Befreiung von alten Mustern und Hemmungen ist nicht zuletzt auch für ein erfülltes, unbefangenes Liebesleben unerlässlich. Du wirst dich in Zukunft daher nicht nur im Bett besser vergnügen, sondern auch insgesamt geschmeidiger, freier und kreativer werden in der Art, wie du dein Leben lebst.

Der Begriff Pussy

Feministische Autorinnen wie Eve Ensler, Naomi Wolf und Regena Thomashauer betrachten die Verunglimpfung der weiblichen Geschlechtsteile in Gesellschaften mit patriarchaler Tradition als Werkzeug zur Entmachtung der Frau. Ich sehe in meiner Arbeit mit Frauen immer noch unglaublich viel Scham um die eigene Sexualität und unser weibliches Geschlechtsorgan. In anderen Kulturkreisen gibt es schöne und passende Namen wie etwa das Wort Yoni aus dem Sanskrit, das »Quelle«, »Ursprung«, »Ruheplatz«, »Nest« bedeutet. Aber anstatt ein Wort

aus einer anderen Kultur zu wählen oder ein neues zu erfinden, habe ich beschlossen, »Pussy« zu nutzen und damit salonfähig zu machen.
Das Wort Pussy wird heute zwar auch als Schimpfwort benutzt, aber viele moderne Feministinnen verwenden es selbstbewusst. Sie erobern die Nutzung und Bedeutung für sich selbst. Beispiele sind die Bands »Pussy Riot« und »Perfect Pussy«, die »Pussy Grabs Back«-Protestbewegung gegen den Sexismus von Donald Trump, der feministische *New-York-Times*-Bestseller »Pussy« von Regena Thomashauer oder die Sendung »Pussy Terror« der deutschen Komikerin Carolin Kebekus.

Wie Pussy Yoga funktioniert

In dieser jungen feministischen Tradition steht auch unser Pussy Yoga. Lasst uns das Wort Pussy zurückerobern und selbstbewusst benutzen. Lasst uns selbst bestimmen, was das Wort Pussy für uns bedeutet. Und lasst uns Pussy Yoga praktizieren und so immer freier, sexier und kraftvoller werden.
Bevor du die einzelnen Muskeln deines Beckenbodens gezielt aktivierst, müssen sie dir erst bewusst werden. Weil die meisten von uns so entfremdet von ihrem Beckenboden sind, brauchen wir eine große Portion mentaler Kraft, um die Verbindung von unserem Beckenboden zu unserem Nervensystem zu stärken. Von Mal zu Mal wird beim Üben deine Selbstwahrnehmung jedoch feiner und differenzierter. Dazu bedienen wir uns des Prinzips der Ideokinese und stellen uns die Bewegungen, die wir machen möchten, oder die Muskeln, die wir aktivieren wollen, erst einmal nur vor. Das ist der beste Weg, um den Beckenboden wirklich zu begreifen, sinnlich zu empfinden und bewusst anzusteuern.

Pussy Yoga macht sexy

Die Übungen und Anregungen in diesem Buch werden deinen Sex intensivieren und genussvoller machen. Das heißt nicht, dass du den ganzen Tag an Sex denken wirst. Du wirst bald eine Balance finden, in der du mit offenen Sinnen die Schönheit des Lebens genießen und dabei inspiriert und kreativ deinen Zielen nachgehen kannst. Du wirst entscheidungsfähiger, selbstbewusster und klarer in dem, was du willst, und du wirst deine eigenen Wege finden, deine Ziele zu erreichen.

Was ist der Beckenboden eigentlich?

Als wir uns vor vier bis sechs Millionen Jahren aufgerichtet haben, ist aus der hinteren Bauchwand der Vierfüßler unser Beckenboden entstanden. Er ist der untere Abschluss unseres Bauchraums, in dem sich unsere Verdauungs- und Geschlechtsorgane befinden.
Er ist ein Verbund von Muskeln und Gewebe, der unsere Organe buchstäblich davon abhält, unten aus unserer Beckenöffnung zu fallen. Während der Schwangerschaft trägt der Beckenboden zudem noch das Gewicht des Kindes. Die Muskulatur des Beckens ist quer gestreift, das heißt, wir können sie, im Gegensatz zur längs gestreiften Muskulatur, bewusst steuern, trainieren und entspannen – allerdings erst, wenn wir lernen, sie bewusst zu lokalisieren und zu aktivieren.

Beckenboden und Pussy

Beim Pussy Yoga trainieren wir den Beckenboden ganzheitlich und dynamisch, um ihn natürlich fit zu halten. Deine Pussy wird so auf eine kraftvolle Art fit, straff, stark und feinfühlig. Zudem bekommen all deine weiblichen Organe und deine Blase ein natürliches Lifting. Alle Übungen helfen deiner Pussy, beim Sex natürlich zu funktionieren, sorgen für eine gute Durchblutung und eine bessere neuronale Verbindung zum Gehirn, was für guten Sex und erfüllende Orgasmen unerlässlich ist.
Wir binden unseren Beckenboden mit Pussy Yoga aktiv in unsere natürlichen Bewegungen ein. Unser ganzer Körper wird von innen heraus aufgerichtet, und unsere Bewegungen werden effektiver.

Ausgeleiert und verspannt – warum?

Dass unsere Pussys und Beckenböden heute meist alles andere als fit, geschmeidig und straff sind, liegt daran, dass sich unsere Lebensumstände in den letzten 12 000 Jahren, seit wir sesshaft geworden sind, drastisch verändert haben. Außerdem haben wir

unser Becken und seine natürlichen Funktionen durch unsere prüde Kulturgeschichte aus unserem Bewusstsein verdrängt.
Des Weiteren haben wir uns so von unserem Körper und seinen inhärenten Instinkten entfremdet, dass wir es nicht mehr schaffen, natürlich mit Stress umzugehen und ihn abzubauen, sobald die Bedrohung vorbei ist. So akkumulieren wir den Stress in unserem Körper, und Stress schwächt nachweislich unseren Beckenboden. All das kann Pussy Yoga wieder ausgleichen.

Beckenknochen

Beim Pussy Yoga möchten wir eine dynamische Bewegung des knöchernen Beckens erreichen. Das ist die effektivste Art, unseren Beckenboden zu aktivieren und nachher mit den umliegenden Muskeln zu verknüpfen, sodass er als ihr Zentrum zu seiner vollen Kraft gelangt. Dafür müssen wir das knöcherne Becken erst einmal in unserem Körper verorten.
Es wird von den beiden Hüftknochen und dem Kreuzbein (Sacrum) gebildet. Das Kreuzbein ist ein Teil der Wirbelsäule, es ist sozusagen der Ort, an dem sich die Wirbelsäule mit dem Ring des Beckens kreuzt. Unter dem Kreuzbein hängt noch der letzte Teil unserer Wirbelsäule, unser Schwänzchen, das Steißbein (Coccyx). Im Pussy Yoga machen wir uns mit all diesen Strukturen immer besser vertraut.

Beckenknochen wahrnehmen

Ertaste deine Beckenknochen (wie hier auf dem Bild) mit deinen Händen im Körper. Wo kannst du sie spüren? Wandere dann im Geiste deine Beckenknochen entlang, und stelle dir auch das Becken als Ganzes vor. Das macht dich präsent und unwiderstehlich – probiere es auch im Alltag, mit deinem Partner oder beim Flirten.

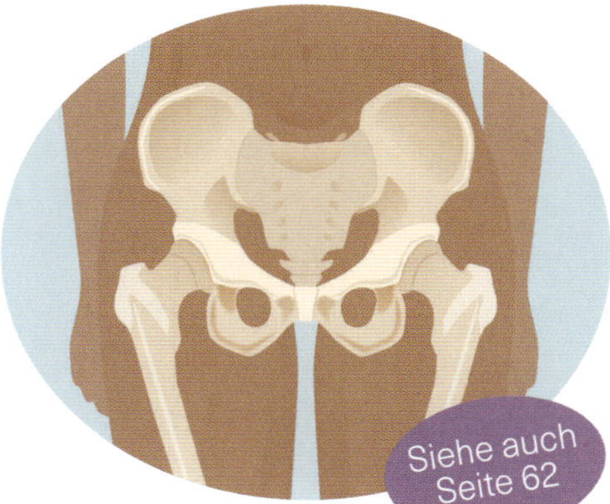

Siehe auch Seite 62

Den Beckenboden entdecken

In drei Schichten spannt sich der Beckenboden an den Beckenknochen auf. Lass uns diese drei Schichten genauer kennenlernen.

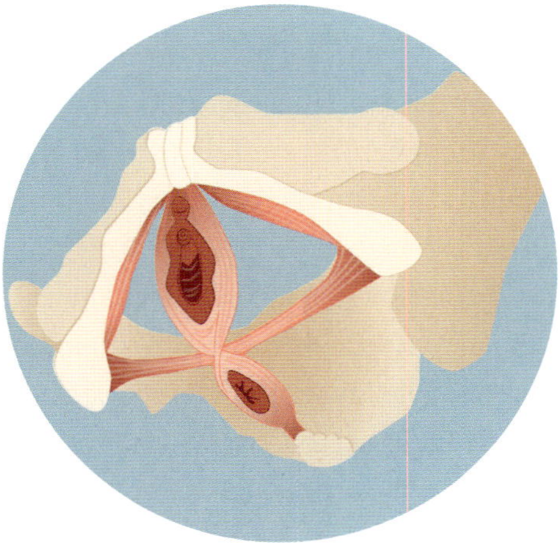

Erste Schicht

Die erste Schicht des Beckenbodens befindet sich zwischen dem Schambein und dem Steißbein. Sie schlingt sich wie ein Unendlichkeitssymbol um die Öffnungen von Harnröhre, Vagina und Anus. Am Damm laufen die Muskeln über Kreuz. Diese Schicht ist den meisten Frauen gut bekannt. Sie ist häufig recht gut trainiert, aber oft auch verspannt.

Erste Schicht finden

- Lege einen Finger auf dein Steißbein und einen auf dein Schambein. Dazwischen befindet sich die erste Schicht deines Beckenbodens. Nun lege einen Finger auf deinen Damm, das ist die Stelle zwischen der Vagina und dem Anus, hier kreuzen sich die Fasern.
- Stelle dir vor, dass du am Eingang deiner Harnröhre, deiner Vagina und deines Anus Augen hast, die du auf- und zumachen kannst. Zwinkere nun nach und nach mit jedem Auge ganz spielerisch, und beobachte, wie fein du diese Kontraktionen abstimmen kannst.

Erste Schicht aktivieren

- Kneife der Reihe nach von vorn nach hinten alle Schließmuskeln ganz fest zu, und fühle, wie sich die Muskeln immer stärker zusammenziehen. Halte die Spannung, solange es angenehm ist. Vergiss dabei nicht, gleichmäßig weiterzuatmen! Vielleicht kannst du spüren, wie sich Scham- und Steißbein einander annähern. Lasse den ganzen Muskel dann langsam komplett los, und beobachte, wie lange es dauert, bis er völlig entspannt ist.
- Mache die Übung auch von der anderen Seite her. Und entspanne wieder. Lasse dazu in deiner Vorstellung alles, was du fühlen kannst, nach unten in Richtung Erde sinken.

Erste Schicht entspannen

- Vielleicht merkst du, dass es dir nicht leichtfällt, die erste Beckenbodenschicht komplett zu entspannen. Eventuell wirst du auch im Alltag merken, wie du unbewusst deine erste Schicht anspannst, wenn du gestresst bist oder dich unwohl fühlst. Wenn dir das auffällt, kannst du dich mit der folgenden Übung ganz gezielt selbst entspannen und Stress abbauen.
- Lasse die erste Schicht ganz bewusst los. Stelle dir vor, wie sie zur Erde sinkt. Bei der Einatmung fühlst du in die Schicht hinein, bei der Ausatmung lässt du noch mehr los.
- Mache diese Übung für ein paar Minuten, und nimm sie in deinen Alltag mit.

Tipp Wenn diese Übung bei dir noch nicht zu einer Entspannung führt, stelle dir vor, dass sich die Muskeln deiner ersten Schicht beim Einatmen wie bunte Schwimmreifen füllen und beim Ausatmen schlaff in sich zusammensinken.

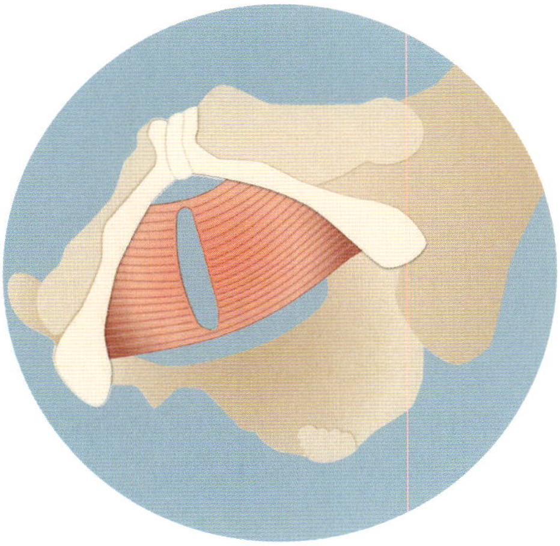

Zweite Schicht

Diese Muskelplatte spannt sich wie ein straffes Tuch vorn im Dreieck zwischen den beiden Sitzbeinen und dem Schambein auf.

Zweite Schicht aktivieren

- Lege die Finger deiner beiden Hände jeweils auf einen Sitzbeinhöcker. Folge diesen beiden Knochen mit deinen Fingern nach vorn zwischen deinen Beinen hindurch, bis sie ganz vorn auf deine Schambeine treffen. Genau zwischen den Sitzbeinhöckern und den Schambeinen liegt die zweite Schicht.

- In der Mitte befindet sich ein Spalt für Vagina und Harnröhre.

- Stelle dir vor, dass diese Fläche wie ein festes Tuch zwischen deinen Knochen aufgespannt ist, und ziehe es zusammen. Es kann durchaus einige Zeit dauern, bis du etwas merkst. Stelle dir diesen Zug kontinuierlich vor, während du ganz ruhig weiteratmest. Wenn du merkst, wie sich eine Spannung in deinem Beckenboden aufbaut, bist du auf einem guten Weg. Entspanne!

Zweite Schicht entspannen

- Stelle dir die zweite Beckenbodenschicht in deinem Körper vor, und lasse sie ganz bewusst los, indem du in sie hineinatmest und sie beim Ausatmen tief fallen lässt.
- Nimm nun einen imaginären Wasserschlauch, und lasse das Wasser wärmend und reinigend durch diese Schicht laufen. Fühle, wie das Wasser deine zweite Beckenbodenschicht durchfeuchtet, aufweicht, durchspült und erfrischt.
- Stelle dir vor, dass du mit der Anspannung auch alten Ballast abwirfst. Fühle, wie sich auch der Rest deines Körpers tief entspannt. Wenn du willst, kannst du den Wasserschlauch jetzt für deinen gesamten Körper benutzen und dich ganz damit abduschen und erfrischen.

Dritte Schicht

Die dritte Schicht des Beckenbodens, der *Levator ani*, setzt sich aus verschiedenen Anteilen wie eine gefächerte, trichterförmige Schale zusammen. Dieser Muskelverbund spannt sich zwischen deinem Steißbein, dem Schambein und den beiden Sitzbeinhöckern auf. Diese Schicht ist die wichtigste, gleichzeitig ist sie nicht so einfach zu finden, deswegen widmen wir die meisten Übungen im Pussy Yoga dieser Schicht. Wir werden uns

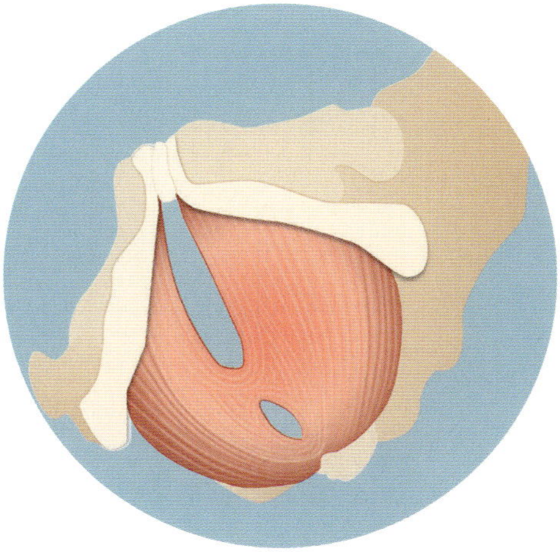

ganz langsam an sie herantasten – Übung für Übung wirst du sie immer besser erspüren und trainieren können.

Wie du übst

Dieses Buch bietet dir jede Menge praktische Anregungen. Übe davon, was dich interessiert und zu dir passt. Probiere viel aus, und bleibe bei dem, was für dich funktioniert. Zu Hause legst du gewissermaßen den Grundstein: Du experimentierst mit den Übungen, erforschst deine Pussy und erlebst bald ein völlig neues Körpergefühl. Unterwegs und im Büro behältst du deinen Beckenboden im Bewusstsein und machst auch dort mit den Übungen aus den entsprechenden Kapiteln ganz neue Erfahrungen der Selbstbewusstheit, der Sinnlichkeit und der Kraft. Dadurch, dass du bei Pussy Yoga gezielt alle Spannungen im Becken loslässt und mit deinem Geist dem beschriebenen Übungsfluss folgst, wird nach und nach dein Nervensystem die Verbindung zwischen Muskeln und Bewusstsein schaffen. Du versetzt dich selbst in die Lage, mit dir bisher unbekannten Muskeln genau das zu tun, was du möchtest. Denn wie Moshé Feldenkrais sagt: »Nur wenn du weißt, was du tust, kannst du tun, was du willst.«

Wichtig für alle Pussy-Übungen

Zunächst wollen wir ein paar typische Beckenbodenmissverständnisse aus der Welt räumen.

1. Spanne deine Pobacken an, und dann lasse komplett los.
2. Spanne, wenn du kannst, deine Pussy an, und lasse komplett los.
3. Spanne deine Bauchmuskeln an, und lasse komplett los.
4. Spanne deine Schließmuskeln an, und lasse komplett los.

Alles, was du jetzt angespannt hast, solltest du beim Pussy Yoga entspannen, es sei denn, ich bitte dich in der jeweiligen Übungsbeschreibung explizit darum.

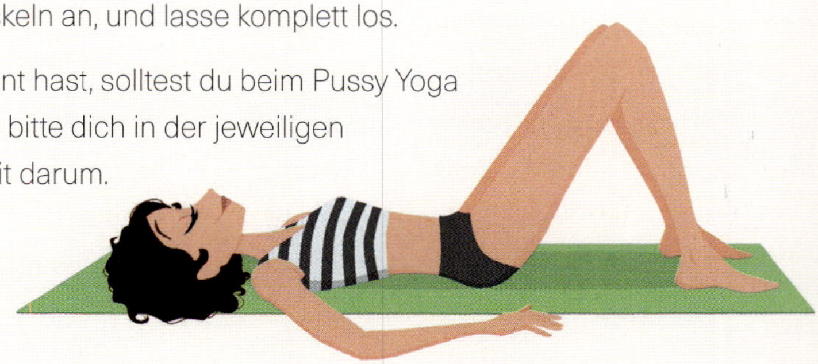

Entscheidend fürs Training: Weniger ist hier mehr. Arbeite sanft und bewusst aus der Entspannung heraus, denn übereifriges falsches Training kann zu Problemen führen. Viele Übungen sind ganz »leise«, sanft und von außen fast nicht zu sehen. Und es gibt viele Anregungen zur tiefen Entspannung, die genauso wichtig ist.

Geduld macht die Meisterin

Sei geduldig mit dir selbst. Du bist gerade dabei, einen bisher unbewussten Teil deines Körpers zu aktivieren. Es bringt dir nichts, einfach irgendwelche Muskeln anzuspannen. Nimm dir Zeit, deinen Körper und dich selbst ganz bewusst kennenzulernen. Nur so kannst du deinen Beckenboden zu dem leistungsfähigen Grundstein deines Körpers machen, der er sein kann, und für ein erfülltes Leben und Liebesleben sein muss. Das Tolle an unserem Ansatz ist, dass du die Vorteile des Trainings bereits genießen kannst, ohne dass du etwas von deinem Beckenboden spürst oder sich etwas in deinem Beckenboden bewegt.
Du wirst bereits nach 30 Minuten mit den Übungen erste Veränderungen wahrnehmen können. Denn auch wenn wir das Gefühl haben, uns nicht zu bewegen, reagieren unsere Muskeln bei einer vorgestellten Bewegung auf unmerkliche Weise. Arbeite also immer zuerst mit der Vorstellung.

Beckenboden und Atmung

Dein Beckenboden bildet wie gesagt den unteren Teil deiner Bauch- und Beckenhöhle, die all deine Fortpflanzungs- und Verdauungsorgane enthält. Oben wird die Höhle von deinem Zwerchfell gebildet, das sich wie eine Art Fallschirm aufspannt. An den Seiten wird sie von den vorderen und queren Bauchmuskeln und von den Rückenmuskeln gebildet. Über dem Zwerchfell befinden sich deine Lunge und dein Herz.
Wenn du einatmest, dehnt sich dein Brustkorb auf, und dein Zwerchfell zieht nach unten. Es schiebt auch die Organe des Bauchraums nach unten, sodass sich diese verlagern und deine Bauchdecke anheben. Gleichzeitig drücken sie auch gegen den Beckenboden und dehnen diesen nach unten. Beim Ausatmen leert sich deine Lunge, indem sich das Zwerchfell nach oben aufspannt, so können auch deine Organe wieder

zurück nach oben. Der Bauch wird flacher, und der Beckenboden entspannt sich zurück in seine Ursprungsform. Stelle dir diese Anatomie ganz bewusst in deinem Körper vor, und beobachte sie beim Atmen.

Schwerkraft genießen

Bei unseren Übungen nutzen wir die Schwerkraft als Mittel zur Entspannung. Wir drücken zum Beispiel im Liegen mit einem Fuß gegen die Erde und nutzen die Erdanziehungskraft bewusst, um den Rest unseres Körpers fallen zu lassen. Diese Art, sich mit der Schwerkraft zu bewegen, ist organischer und effektiver, als sich mit Hauruck hochzudrücken. Beobachte einmal Wildkatzen in der Natur, wie sie sich mit der Schwerkraft bewegen, sich hinlegen und wieder aufstehen. Alles scheint leicht und sinnlich. Und so wollen wir es auch immer mehr erleben.
Benutze dieses Körperwissen nicht nur für alle Übungen hier, sondern auch beim Sex und wenn du dich im Bett umdrehst oder morgens aufstehst. Fühle, wie die Erde dich anzieht, wie die Schwerkraft sich nach dir verzehrt. Fühle, wie sie deinen Körper in die Laken oder auf die Erde zieht, fühle deine Haut und deinen Körper an der Erde. Das ist sehr sinnlich und sehr entspannend.

Feeling Pussy

Wie fühlt sich deine Pussy heute?
Stelle eine Verbindung zu ihr her. Ist sie entspannt, saftig und vergnügt?
Oder traurig und taub?
Vielleicht auch gereizt und verkniffen?
Nimm dir 5 Minuten Zeit, um ganz entspannt zu lauschen.
Und ihr wie einer Katze genau das zu geben, was sie braucht.
Spüre den ganzen Tag immer wieder genau hin,
wie sich deine Pussy anfühlt.

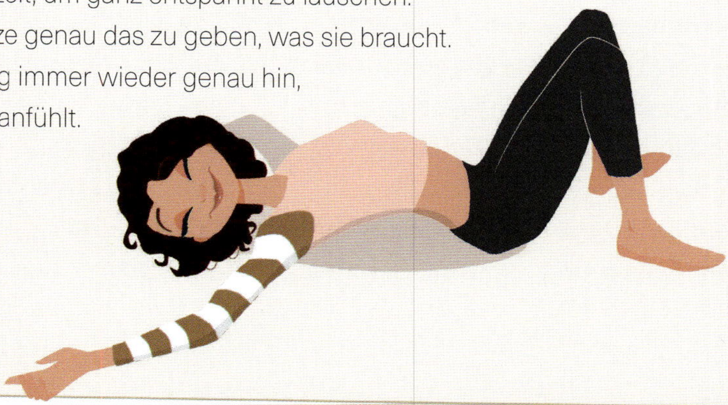

Pussy Yoga Mental

Wie sehr Körper, Geist und Seele verbunden sind, war in der westlichen Psychologie und Medizin lange umstritten. Wo die Philosophen und Weisen des Altertums eine klare Wechselwirkung und Einheit sahen, hat das christliche Abendland eine Spaltung kreiert. Da gab es einerseits den edlen Geist mit seinen Idealen und andererseits den sündigen Körper mit seinen Trieben. Der Geist wurde dem Körper und den Gefühlen übergeordnet, und so sehen es bis heute noch viele Menschen. Diese intellektuelle Entfremdung von unserem Körper, unserem lebenden, fühlenden Organismus und seinen Potenzialen, wird jedoch zunehmend als Hauptursache von Stress und den damit einhergehenden Zivilisationskrankheiten erkannt.
Mit Pussy Yoga stellen wir die natürliche Verbindung wieder her.
Durch den mentalen Aspekt von Pussy Yoga trainieren wir gleichzeitig linke und rechte Gehirnhälfte. Die Bewusstmachung der körperlichen Abläufe fördert zudem die neuronalen Verknüpfungen zwischen den evolutionsgeschichtlich alten Teilen unseres Gehirns, die für unbewusste körperliche Abläufe, Instinkte und Emotionen Verantwortung tragen, und dem jüngeren Teil, dem Neokortex, der für bewusstes Handeln und Denken zuständig ist. Dadurch werden wir präsenter im Hier und Jetzt, und die Übungen entfalten eine ähnliche Wirkung auf uns wie eine tiefe Meditation.

Innere Haltung

Unser Befinden drückt sich sofort in der Körperhaltung aus. Menschen, die zufrieden mit sich sind, richten ihre Wirbelsäule messbar auf. Doch auch das Gegenteil passiert: Wenn wir unsere Haltung aufrichten, fühlen wir uns deutlich mutiger, sind eloquenter, kreativer und willensstärker. Dieses Zusammenspiel von Körper und Geist entwickelt sich bestenfalls zu einer Spirale sich selbst verstärkender positiver Effekte. Alle Pussy-Yoga-Übungen helfen dir, dein Becken optimal auszurichten und von dort aus eine aufrechte Haltung des gesamten Körpers zu erreichen und sorgen so für natürlich mehr Selbstbewusstsein.

Aufgerichtet

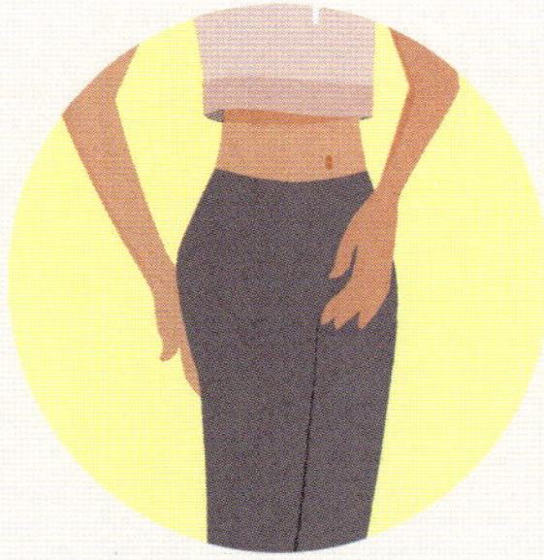

Ein aufgerichtetes Becken macht uns nicht nur selbstbewusster, sondern senkt messbar unseren Stresslevel. Beobachte im Laufe des Tages einmal, wie sich dein Becken verhält. Ist es so aufgerichtet, dass sich deine Wirbelsäule locker und leicht nach oben rekeln kann? Oder hängt es so, dass ein Hohlkreuz oder eine gebeugte Haltung entsteht? Versuche, dein Becken von innen heraus aufzurichten. Und keine Sorge, wenn es heute noch nicht klappt. Selbstbeobachtung ist der erste Schritt. Kontinuierliches Pussy Yoga wird dir helfen, aus alten Haltungen und Bewegungsmustern auszubrechen. Es wird für eine langfristige Aufrichtung sorgen – die dich dann wiederum selbstsicherer und gelassener macht.

Leben, wirklich im Körper

Im Pussy Yoga arbeiten wir am embodiment, wörtlich übersetzt heißt es »Verkörperung«. Was heißt es, dich selbst zu verkörpern? Was heißt es, wirklich in deinem Körper zu leben? Wo bist du gerade? Wo ist dein Geist, wo sind deine Gefühle? Was kannst du von deinem Körper jetzt im Augenblick wahrnehmen? Hast du das Gefühl, in deinem Körper zu leben und ihn von innen heraus zu kennen? Oder bist du mehr in deinem Kopf? Vor dir? Hinter dir? Wer bist du überhaupt? Wo entstehen dein Denken und dein Fühlen? Was ist dein Geist? Dein Bewusstsein? Gibt es eine Seele? Was ist dein Bauchgefühl? Deine Intuition? Pussy Yoga lädt dich auch auf eine Reise zu dir selbst ein. Auf eine sinnliche, kreative, genussvolle Reise tief in deinen Körper hinein und zu einem neuen Lebensgefühl.

Stress ist unsexy

Was dieser Reise gern mal im Weg stehen, sind die Hektik und der Zeitdruck des Alltags mit all seinen wirklichen und vermeintlichen Anforderungen. Kurz gesagt: der Stress. Stress ist Anspannung, die unseren Körper durch das sympathische Nervensystem in den Modus versetzt zu flüchten, zu kämpfen oder zu erstarren. Dabei werden nicht nur eine große Menge Stresshormone freigesetzt und die Verdauung auf Eis gelegt, auch unsere Körperhaltung verändert sich. Bei häufigem Stress ohne entsprechende Entspannung entstehen chronische Verspannungen. Da sich unsere Körperhaltung direkt auf unsere Psyche auswirkt, befinden wir uns schnell in einem Teufelskreis. Die chronische Aktivierung des sympathischen Nervensystems kann daher zu langfristigen Veränderungen in unseren Organen führen, was die sogenannten psychosomatischen Erkrankungen auf den Plan rufen kann. Mit Pussy Yoga lernst du, dein Nervensystem gezielt zu beruhigen und so Stress effektiv abzubauen.

Sinnlichkeit, Sex und Intimität sind extrem wichtig für unser körperliches und psychisches Wohlbefinden. Sie balancieren unser autonomes Nervensystem aus und sind die optimalen Stressbesänftiger. Doch hier beißt sich die Katze in den Schwanz, denn um echte Intimität und guten Sex haben zu können, brauchen wir Frauen (Männer sind anders 😉) die richtige Stimmung und ein Gefühl von Sicherheit. Unser autonomes Nervensystem bedarf einer feinen Harmonie, damit wir überhaupt eine Erregung aufbauen können. Nur wenn wir in Intimität Sicherheit empfinden, kann unser Körper Oxytocin, das Liebeshormon, ausschütten und Orgasmen zulassen. Empfindet unser Körper Stress, wird die Ausschüttung von Oxytocin verhindert.

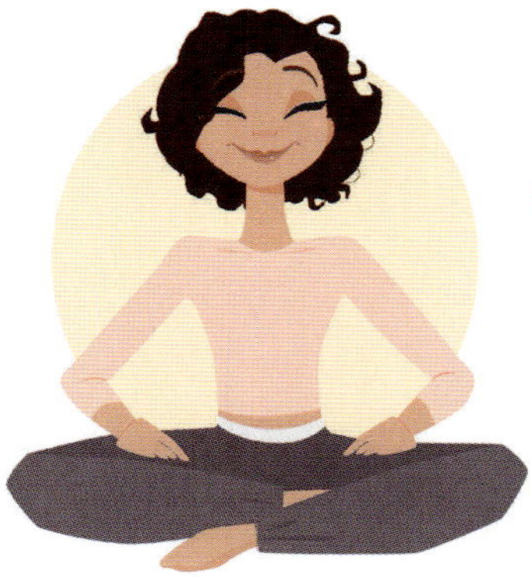

Durch bewusste Entspannung, wie du sie beim Pussy Yoga lernst, kannst du indirekt auf dein autonomes Nervensystem einwirken. So wirst du gelassener und zugleich kraftvoller, du wirst sinnlicher und selbstbewusster und erfüllter.

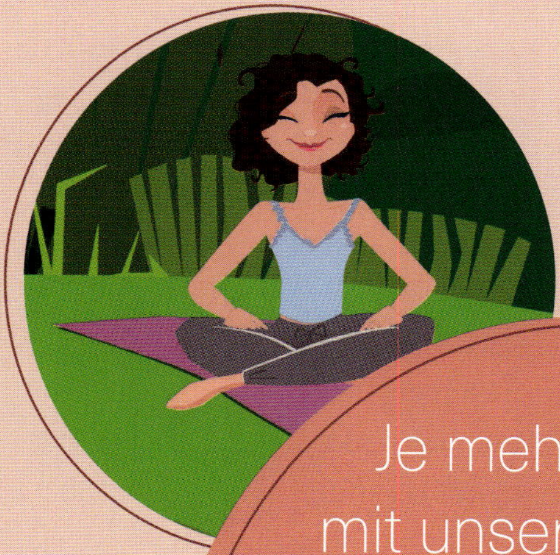

Je mehr wir uns mit unserem Körper beschäftigen, ihm mit Offenheit, Akzeptanz und Liebe begegnen, desto mehr natürliche Superkräfte können wir in uns entdecken.

Pussy Yoga at home

Was auch immer es ist, was sich bei dir regt, wenn du Pussy Yoga machst, es wird dich Schritt für Schritt näher zu dir selbst bringen, und das ist der Schlüssel zu einem erfüllten Leben und einem hemmungslosen Liebesleben. Die folgenden Übungen kannst du ganz in Ruhe für dich zu Hause ausprobieren – entspannt und genüsslich.

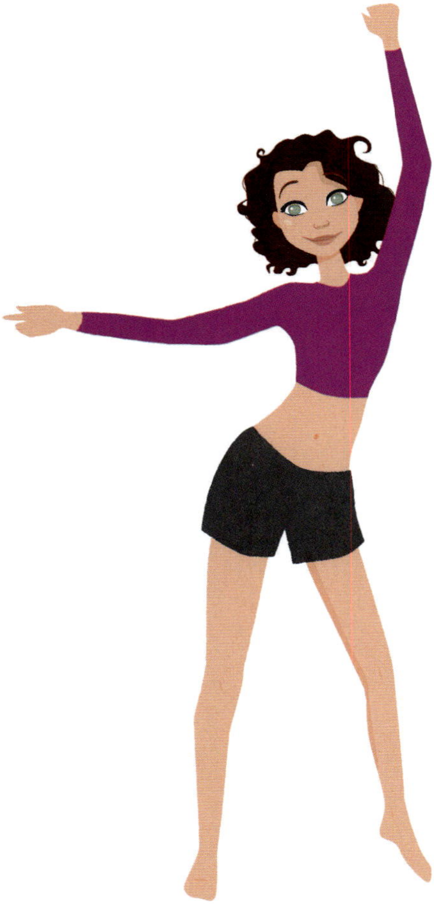

Frei tanzen

- Suche dir Musik, die dich zum Tanzen bringt, und tanze ganz sexy, frei und verrückt oder verletzlich nur für dich. Mit Spiegel, ohne Spiegel, angezogen oder nackt.

- Lasse deinen Körper tanzen, und genieße das Abenteuer. Das Wort »Tanz« ist weit dehnbar, es ist deine Zeit, dich in all deinen Facetten auszudrücken.

Tipp Tanze einen Song nach deiner Pussy-Yoga-Session oder jedem beliebigen Workout. Oder tanze jeden Morgen einen Song. Mache immer wieder eine Tanzpause zwischendurch im Alltag, und tanze durch deine Wohnung.

Übung at home

Pussy-Kuh

1

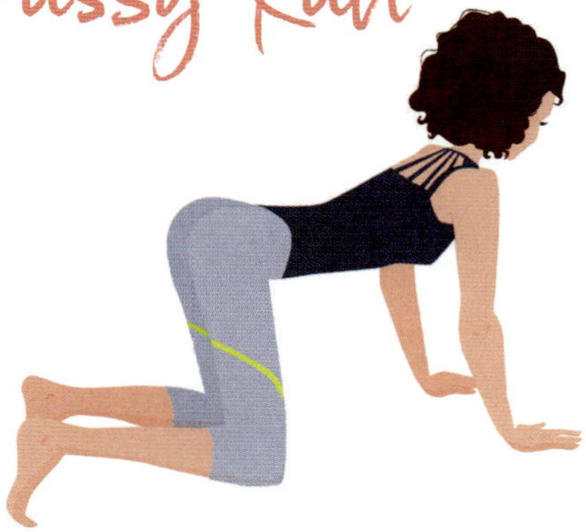

2

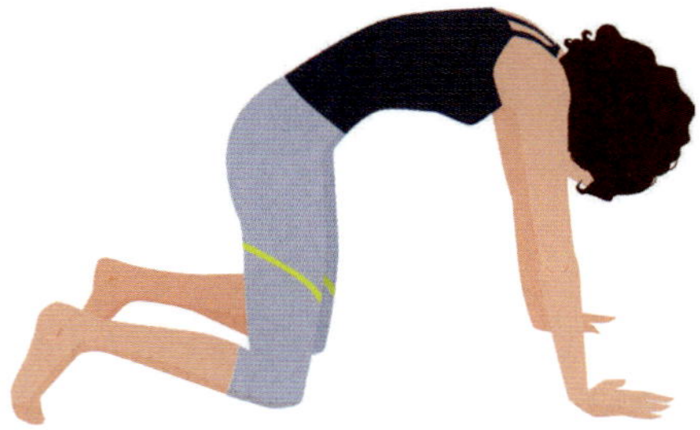

Nimm den Vierfüßlerstand ein.

- Lasse deine Wirbelsäule durchhängen wie bei einer alten Kuh. Deine Halswirbelsäule ist dabei eine harmonische Verlängerung der restlichen Wirbelsäule.

- Ziehe deinen Bauchnabel nun nach oben zur Decke, und spanne deinen Rücken zu einem hohen Katzenbuckel an. Lasse den Kopf hängen.

- Wechsle nun fließend zwischen beiden Positionen hin und her, und versuche, alle Wirbel gleichmäßig zu lockern und zu mobilisieren.

- Wie bewegen sich deine Beckenknochen? Versuche, es im Körper zu spüren.

- Wechsle weiter fließend zwischen beiden Positionen hin und her, und werde noch feiner im Spüren. Optimalerweise stellst du fest, dass sich bei der »Kuh« deine Sitzbeinhöcker auseinanderziehen, während Steißbein und Kreuzbein nach hinten aus dem Körper raus- und vom Schambein wegziehen. So wird dein Becken unten weiter, was deinen Beckenboden richtig aufdehnt.

- Bei der »Katze« kommen die Sitzbeinhöcker zusammen, und Steißbein und Kreuzbein nähern sich wieder dem Schambein an. So wird dein Becken unten enger, und der Beckenboden zieht sich zusammen. Versuche, das bewusst herbeizuführen.

Beckenmassage

Öffnen aller Beckengelenke

1

Grundposition: Ziehe im Liegen die Knie zur Brust, und nimm beide Knie in die Hände.

- Schiebe nun beide Knie zusammen von Seite zu Seite.
- Spüre, wie sich deine Oberschenkel in den Hüftgelenken bewegen und ob sich etwas in deinen Iliosakralgelenken zwischen den Hüftknochen und dem Kreuzbein tut.
- Kreise nun beide Knie zusammen mal nach links und mal nach rechts.

2

- Bewege deine Knie jetzt auseinander und wieder zusammen, dann einzeln vor und zurück.
- Spüre wieder, wie sich deine Oberschenkel in den Hüftgelenken bewegen und ob sich etwas in deinen Iliosakralgelenken zwischen den Hüftknochen und dem Kreuzbein bewegt.

Tipp Konzentriere dich auf das genaue Spüren der subtilen Bewegungen in deinem Becken.

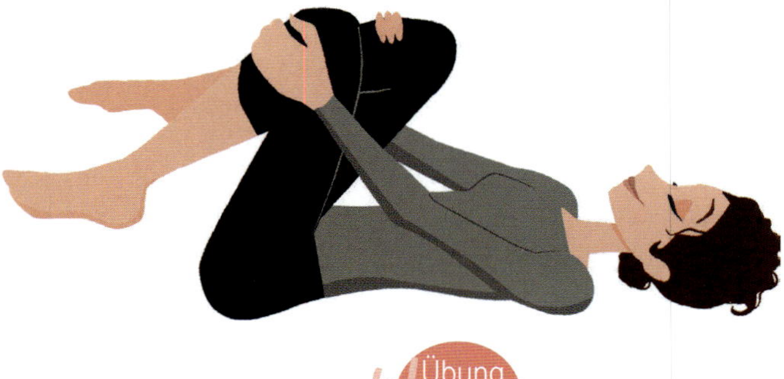

Übung at home

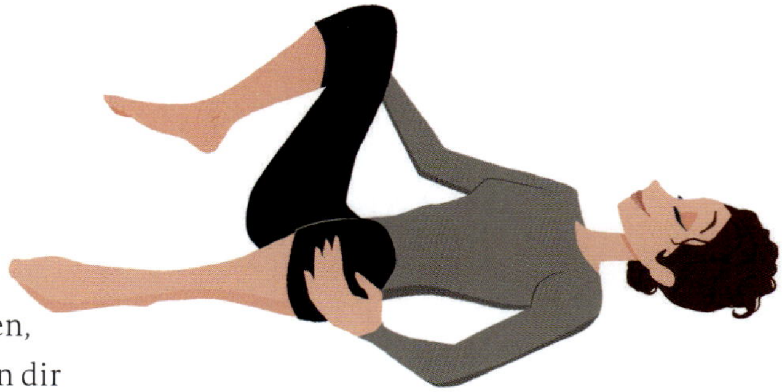

3

- Halte deine Knie zusammen, schiebe dann das rechte von dir weg, und ziehe das linke zu dir ran. Bringe die Knie dann zu den Seiten raus, und ziehe das rechte ran, und schiebe das linke weg. Probiere, sie gegengleich kreisen zu lassen.

Tipp Diese Übung eignet sich wunderbar zum Entspannen vor dem Schlafen.

4

- Greife nun deine Füße von der Seite oder von oben über die Zehen, und bringe deine Knie rechts und links von deinem Bauch nach unten – etwa so, wie Babys es tun. Genieße die Position für mindestens 7 tiefe Atemzüge.

- Rolle aus der Babyposition nun, mit den Armen die Füße steuernd, von Seite zu Seite. Versuche, es nicht mit Schwung zu machen, sondern in Zeitlupe. Nutze die Schwerkraft, öffne alle Gelenke in deinem Becken, und dehne alle Muskeln, Sehnen und Bänder.

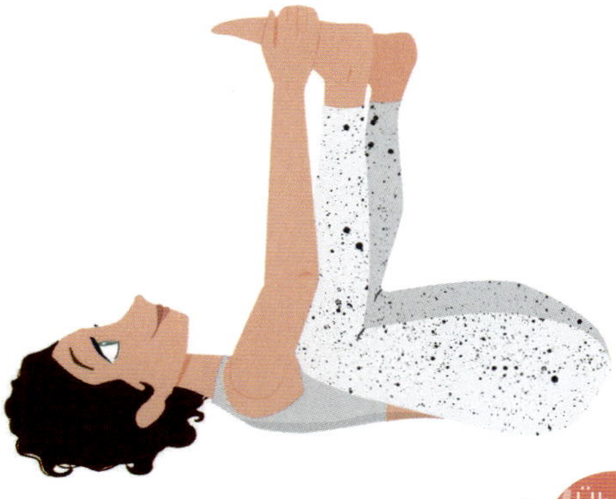

Tipp Diese Übung ist toll als Dehnung und Mobilisierung im Bett beim Aufwachen oder auch vor dem Schlafengehen.

Übung at home

Geschmeidige Hüfte

1

Genüsslich im Liegen.

- Hebe ein Bein an, und beginne, es frei aus deiner Hüfte zu bewegen. In alle Richtungen.

- Der Punkt, um den sich die Bewegung dreht, ist dein Hüftgelenk. Dein Oberschenkelhalsknochen liegt hier in einer Gelenkpfanne wie in einer Schüssel und kann in alle Richtungen gekreist und gedreht werden (→ Seite 62). So eine große Mobilität ist ansonsten nur im Schultergelenk möglich.

- Setze dein Bein ab, und vergleiche beide Seiten. Fühlst du einen Unterschied?

- Wiederhole die Übung mit dem anderen Bein.

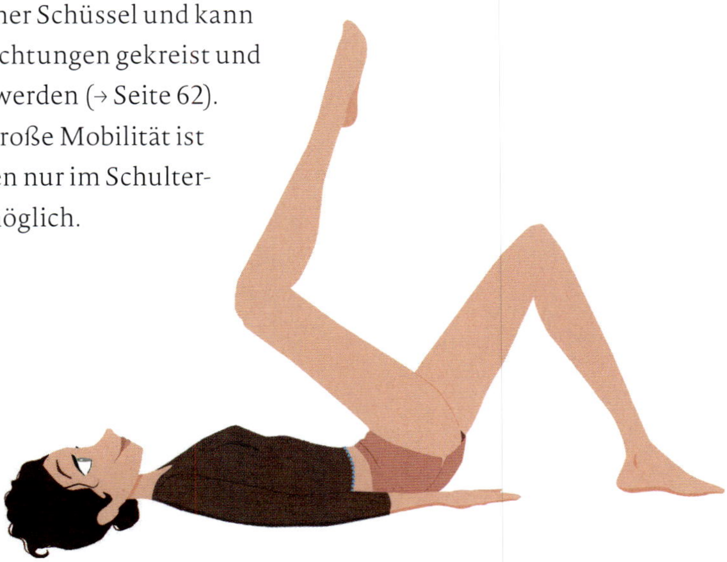

Übung at home

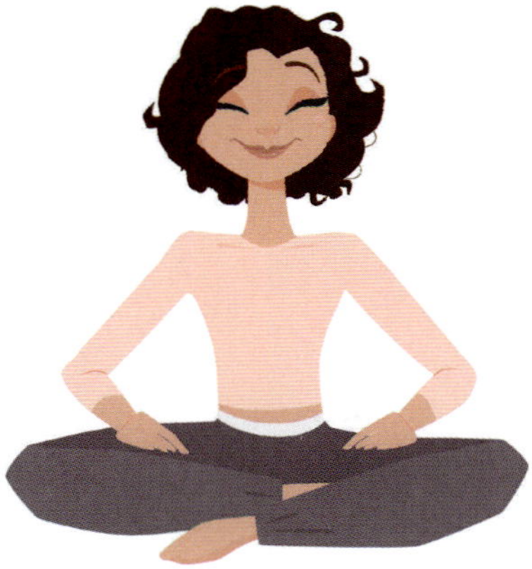

2

Setze dich im Schneidersitz auf eine Yogamatte oder einen Teppich. Dein rechter Fuß liegt vor deiner Pussy, der linke vor deinem rechten Fuß.

- Lasse deine Sitzbeinhöcker in die Erde sinken, und richte deine Wirbelsäule zum Himmel.
- Schiebe deine Brüste, so weit es geht, nach vorn und dann so weit zurück wie möglich.
- Bewege dich so genüsslich hin und her, und gehe dabei immer weiter vor und zurück, sodass du eine deutliche Mobilisierung in deiner Hüfte und Wirbelsäule spürst.
- Wechsle dann die Beinstellung, und mache weiter, mindestens 10-mal hin und her auf beiden Seiten.

3

- Schiebe deine Brüste, so weit es geht, nach vorn, dann zur Seite und zurück und zur anderen Seite, dehne dich, bis ein geschmeidiger Kreis entsteht.
- Kreise so genüsslich 5- bis 10-mal in eine Richtung und 5- bis 10-mal in die andere Richtung.
- Wechsle dann die Beinstellung, und genieße den Kreis auf beiden Seiten.

Tipp Diese Übung ist ein toller Start in den Morgen, sie mobilisiert Hüfte und Wirbelsäule und massiert deine Organe. Atme ein, wenn du vorn bist, und aus, wenn du hinten bist.

Übung at home

Die Pussy-Erweckung

1

Für diese Übungen brauchst du 15 Minuten Ruhe nur für dich. Wasche dir die Hände, und stelle dir Öl und einen Handspiegel bereit.

- Mache es dir auf einem Bett oder einer Couch bequem, und fange an, deine Pussy zu untersuchen.
- Berühre sie, bewege sie und erkunde sie wie eine Forscherin.
- Welche Stellen sind empfindlich? Welche taub? Gibt es irgendwo verspannte Stellen?
Welche Berührungen mag sie?
Welche Emotionen kommen auf?

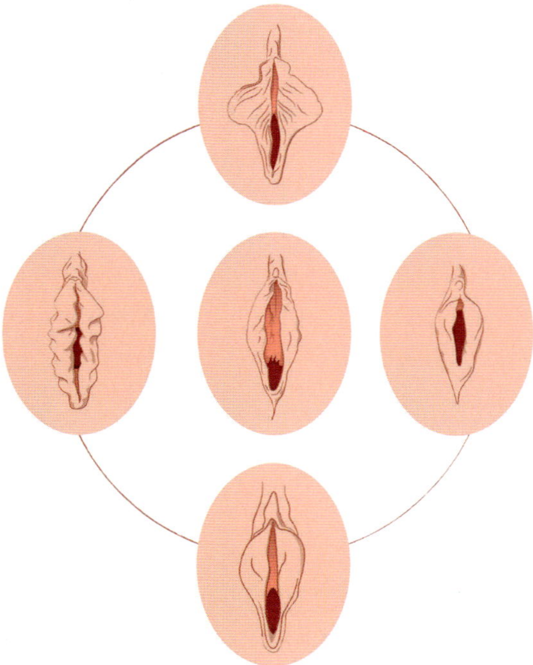

Tipp Schau dir auf dem Bild die unterschiedlichen Pussys an, und guck mal, ob deine auch abgebildet ist. Wie du sehen kannst, kommen Pussys in vielen Formen (und auch Farben) vor, einen Standard gibt es nicht.

Übung at home

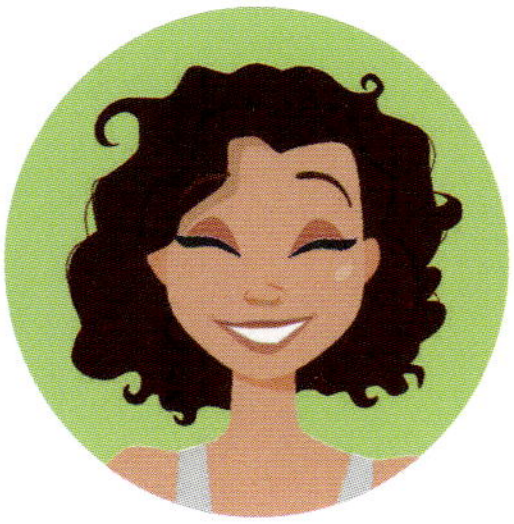

2

- Diesmal nehmen wir uns ausschließlich die Klitorisspitze vor. Streiche dazu mit etwas Öl am Finger von deiner Vagina bis zur oberen linken Klitorisseite. Jetzt kannst du, wie in einer Meditation, nur diese eine Stelle streicheln, immer wieder von oben nach unten und hin und her. Später gehst du auch zur rechten Seite.

- Entspanne dich dabei, lasse den Atem fließen, und beobachte, was passiert.

Tipp Diese Übung ist ein Experiment, das an die Orgasmic Meditation angelehnt ist, und hat das Potenzial, dir eine Menge über dich selbst und dein Verhältnis zu Freude, Lust und Sex zu verraten.

3

- Wasche dir auch diesmal wieder die Hände, stelle dir Öl bereit, und mache es dir auf einem Bett oder einer Couch bequem.

- Streichle genussvoll um deine Pussy herum, und beobachte, wie sie langsam feucht wird. Gleite ganz vorsichtig und langsam in deine Pussy hinein, und erkunde, was du fühlst und welche Emotionen hochkommen.

- Wie fühlt sich der Raum deiner Pussy an? Welche Form hat er? Spürst du deinen Muttermund? Wie fühlt er sich an? Was empfindet er?

- Spüre im Liegen nach, und beobachte, ob sich etwas verändert hat.

Übung at home

Kettenreaktion

1

Grundposition im Liegen mit angewinkelten Beinen.

- Drücke deinen rechten Fuß sanft in die Erde, und nimm die Kettenreaktion durch Fußgelenk, Knie und Hüftgelenk bis zum Becken und in den Beckenboden wahr.
- Fühlst du, wie sich dein Beckenboden aktiviert? Fühlst du, wie sich dein Hüftgelenk öffnet?
- Genieße die Übung 5-mal in Zeitlupe, lasse dann deine Beine ausgleiten, und vergleiche beide Seiten. Fühlst du einen Unterschied in beiden Hüftgelenken und Beinen?
- Wechsle anschließend die Seite.

2

- Drücke deinen rechten Fuß erneut sanft in die Erde, und nimm die Kettenreaktion vom Fußgelenk bis in den Beckenboden wahr.
- Lasse deine Knie dabei in Richtung Decke zeigen. Du merkst, dass dein Becken rechts leichter wird, sein Schwerpunkt verschiebt sich immer weiter nach links, sodass es sich zur Seite dreht. Beobachte, wie sich diese Bewegung über die Wirbelsäule in deinem Körper fortsetzt.
- Wiederhole das in Zeitlupe 3- bis 5-mal, und lasse dann beide Beine zur Erde gleiten. Spüre nach, wechsle die Seite und mache die Übung mit dem linken statt mit dem rechten Fuß.

Tipp Diese Übung ist wunderbar für zwischendurch zur Entspannung oder bei Rückenschmerzen (die du durch die Power von Pussy Yoga bald gar nicht mehr haben wirst).

Übung at home

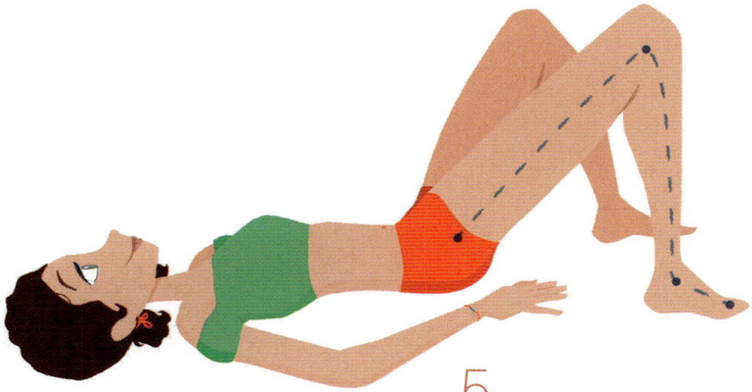

3

- Drücke deinen rechten Fuß sanft in die Erde, und nimm die Kettenreaktion wahr. Wiederhole den Druck mit der linken Seite, und wechsle so ein paar Mal in Zeitlupe hin und her.
- Lasse dein Becken dabei immer schwerer in die Erde sinken, und genieße diese innere Massage, bei der sich alle Beckengelenke lösen.

4

- Mache die Variante 3 jetzt etwas schneller, bis du in eine lockere Schaukelbewegung fällst. Spiele mit der Geschwindigkeit und der Größe der Bewegung.
- Was tut dir gut? Merkst du, wie sich deine Iliosakralgelenke lockern?

5

- Drücke diesmal gezielt mit dem Großzehengrundgelenk (Ballen der Großzehe) deines rechten Fußes sanft in die Erde, und nimm die Kettenreaktion von dort durch Fußgelenk, Knie und Hüftgelenk bis zum Becken und in den Beckenboden wahr.
- Wiederhole die Übung 5-mal in Zeitlupe, lasse deine Beine dann zur Erde gleiten. Spüre nach. Wie fühlt sich dein rechtes Bein im Vergleich zum linken an?
- Wiederhole die Bewegung mit dem linken Bein, und spüre wieder nach.

Tipp Übe abwechselnd mit beiden Füßen, bis ein angenehmes Schaukeln durch deinen ganzen Körper entsteht. Das ist eine herrliche Massage.

Becken mit Steißbein einrollen

1

Starte im Liegen mit angewinkelten Beinen.

- Lasse dein Becken tief in die Erde sinken.
- Bringe deine Sitzbeinhöcker zusammen in Richtung Damm. Wenn du die für dich maximale Nähe erreicht hast, bringe auch das Steißbein in diese Richtung.
- Ziehe das Steißbein und die Sitzbeinhöcker in Richtung Knie. Lasse dabei den Bauch ganz entspannt, und beobachte, wie sich erst eine Spannung und dann eine leichte Bewegung in deinem Becken bemerkbar machen.
- Wiederhole das 5- bis 15-mal.

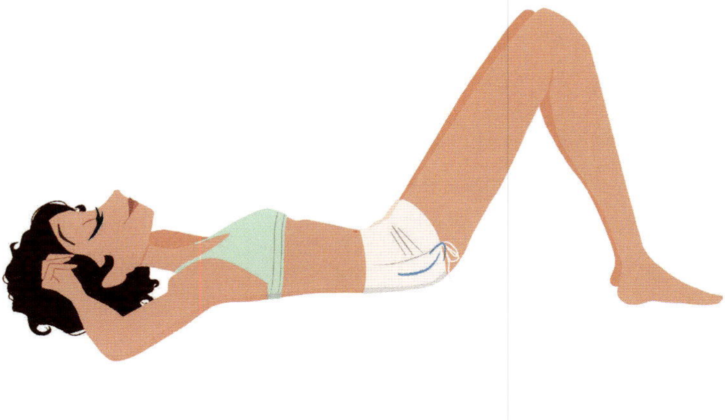

Übung at home

2

- Bringe Sitzbeinhöcker und Steißbein zusammen und dann in Richtung Knie.
- Gehe nun weiter, und beobachte, wie sich dein Becken langsam wie ein Schneckenhäuschen einrollt. Bevor dein Becken den Boden verlässt, lässt du die Bewegung in der gleichen Art und Weise wieder zurückrollen.
- Entspanne zwischendurch, und ziehe dein Steißbein lang von dir weg.
- Wiederhole die Übung 5- bis 10-mal.

3

- Rolle dein Becken diesmal mit der Kraft deines Beckenbodens immer wieder ein und aus. Beim Ausrollen entsteht ein Hohlkreuz.
- Werde in der Bewegung immer schneller, bis du in ein Schwingen kommst, sodass deine Wirbelsäule sich lockert und ganz durchlässig wird.

Tipp Übe auch hier genussvoll und mit reichlich Entdeckerfreude. Die Feinheiten in unserem Körper sind so weitreichend! Du kannst ihn – dich selbst – dein Leben lang immer noch tiefer entdecken.

Steißbein als Schwanz wahrnehmen

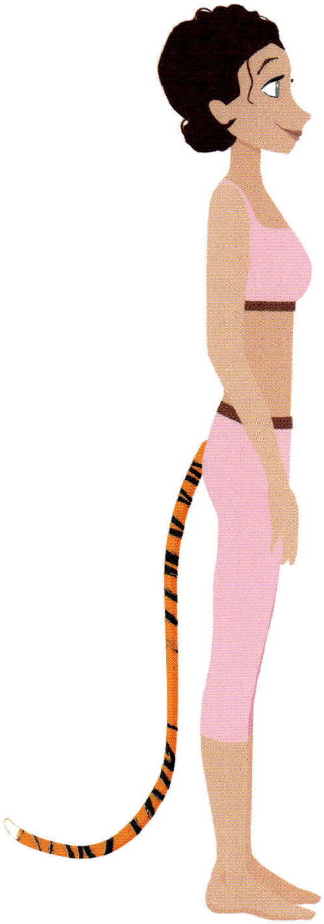

1

Unser Schwänzchen, das Steißbein (Coccyx), wird oft unterschätzt, ist aber eine zentrale Stelle im Aufbau unserer Körperstatik, weil es mit dem gesamten Beckenboden verbunden ist.

- Im Liegen mit angewinkelten Beinen: Stelle dir vor, dass sich das untere Ende deiner Wirbelsäule nach oben zur Decke zieht und nach und nach langsam das ganze Becken unter Spannung setzt, als könnte es sich einrollen, wenn es nicht so schwer wäre.
- Halte die Spannung ein paar Atemzüge, lasse locker und wiederhole die Übung 3- bis 5-mal.

Übung at home

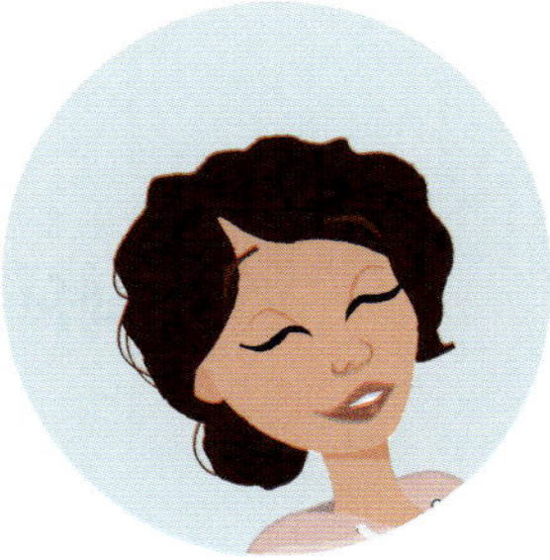

2

- Stelle dir im Liegen vor, dein Steißbein wäre ein langer Schwanz.
- Bewege diesen Schwanz in deiner Vorstellung nach unten, sodass er auf die Erde klopft.
- Er zieht sich von selbst wieder zusammen, und du lässt ihn wieder auf der Erde aufschlagen. Mache das 15-mal langsam, 15-mal schnell.

Tipp Spiele im Alltag immer mal wieder mit der Idee, einen Katzenschwanz zu haben, und nimm dich selbst als Tier wahr. Das macht nicht nur Spaß, sondern ist auch sexy und stärkt deine Instinkte.

3

- Stelle dir im Liegen wieder vor, dein Steißbein wäre ein Schwanz.
- Male nun Kreise mit der Spitze deines Schwanzes, mache sie immer größer, dann kleiner, wechsle die Richtung.
- Wiederhole nun spielerisch alles, und nimm dieses Mal deine ganze Wirbelsäule, Kopf, Kiefer, Zunge und Augen dabei wahr. Bewegt sich hier auch etwas in deinem Gesicht?
- Weil wir uns in unserer evolutionären Geschichte und heute noch als Embryos von der Wirbelsäule aus entwickeln, sind viele archaische Funktionen über die Wirbelsäule tief miteinander verbunden.

Übung at home

Tiefe Hocke

1

Stelle dich aufrecht hin, Füße schulterbreit auseinander.

- Beuge langsam deine Knie, ohne die Fersen abzuheben. Lasse deinen Po locker nach unten zum Boden sinken, bis es nicht mehr weiter geht.
- Wenn du es hier gut aushalten kannst, entspanne für 1 bis 5 Minuten.
- Ist diese Haltung nicht bequem oder möglich, lege dir eine gefaltete Decke unter die Fersen, sodass du das Gefühl hast, auf High Heels zu stehen. Senke dann den Po nach unten ab.
- Ist das auch nicht bequem oder möglich, stelle dich vor eine Säule oder in einen Türrahmen, und halte dich daran fest, während du dich ganz langsam in die Hocke begibst.

2

- Komm wieder, so locker es geht, in die tiefe Hocke. Wenn du die Endposition erreicht hast, bleibe hier, solange es bequem ist, und entspanne.
- Entspanne diesmal ganz bewusst vor allem deinen Beckenboden, deine Hüftgelenke, deine Beckengelenke und deine Wirbelsäule. Fühle, wie alles immer mehr loslässt.
- Atme tief, und lasse noch mehr los.
- Komme am Ende mit dem Kopf führend und mit einem geraden Rücken wieder hoch.

Übung at home

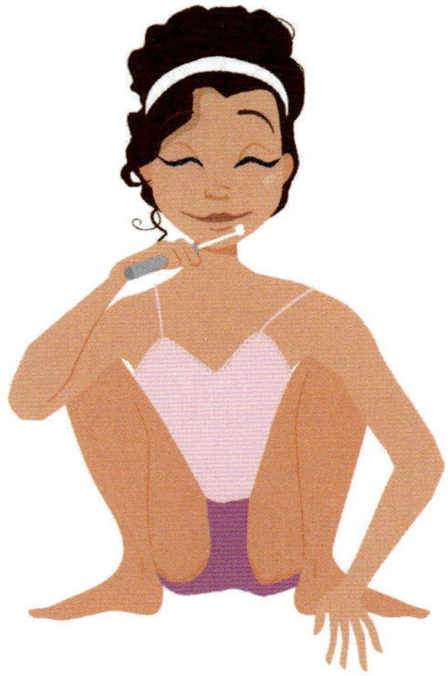

Tipp Wenn die Übungen für deinen Körper nicht zu anstrengend waren, wiederhole sie gern später im Laufe des Tages noch mal. Versuche sie, so oft du kannst, in deinen Alltag zu integrieren.

3

- Lasse dich entspannt in die Hocke gleiten. Wenn du die Endposition erreicht hast, bleibe hier, solange es bequem ist, und entspanne.
- Wenn du richtig entspannt bist, bewege dein Becken in alle Richtungen – immer mit einem sinnlichen und neugierigen Gefühl.
- Komme am Ende mit dem Kopf führend und mit einem geraden Rücken wieder hoch.

4

- Lasse dich auch diesmal in eine entspannte Hocke nieder.
- Und nun komme mit dem Kopf führend und mit einem geraden Rücken wieder hoch. Die Kraft kommt aus deinem Po und deinen Beinen. Sowohl das Hocken als auch das In-die-Hocke-Gehen und Wiederaufstehen trainiert damit deine Bein- und Pomuskeln.
- Führe diese Übung 7-mal hintereinander aus, und wiederhole sie gern im Laufe des Tages.

Beckenuhr auf dem Bauch

1

Lege deine Stirn auf deinen Händen ab, sodass deine Wirbelsäule entspannt bleibt. Stelle dir eine Uhr unter deinem Becken vor.

- Kippe das Becken von der Sechs zur Zwölf vor und zurück. Welche Muskeln werden hier aktiv?
- Entspanne deine Pussy und deine Pomuskeln, und probiere verschiedene Varianten, um diese Bewegung möglichst leicht, sinnlich und effektiv zu machen.
- Spiele auch mit der Geschwindigkeit und der Größe der Bewegung.

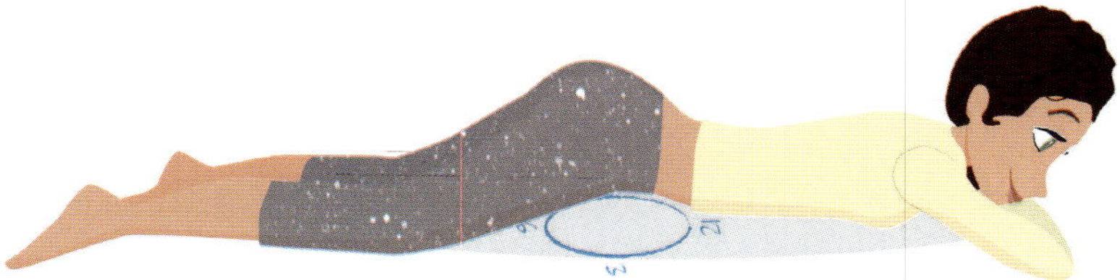

2

- Rolle das Becken nun seitlich von rechts nach links, von der Drei zur Neun hin und her.
- Beobachte, wie du auch diese Bewegung möglichst effektiv und dabei groß machen kannst. Ist eine Seite leichter als die andere?
- Mache es mal langsam, mal so schnell du kannst.

3

- Rolle nun geschmeidig der Reihe nach über alle Zahlen.
- Kreise in beide Richtungen und werde schneller.
- Fühle, wie dein Becken deinen gesamten Körper bewegt, und lasse immer mehr los. Lasse dich mitreißen, bewege auch die Arme, und genieße deine Sinnlichkeit.

Übung at home

Becken-Acht im Liegen

Hier ist die Grundposition die Rückenlage.

- Hebe dein Becken auf eine bequeme Höhe, und male eine Acht mit der Hüfte, indem du erst deinen rechten Hüftknochen höherbringst und dann das ganze Becken leicht nach rechts schiebst.
- Dann twistest du deine Hüfte, sodass dein linker Hüftknochen hochkommt, und schiebst nach links. Rolle langsam ab und entspanne.
- Bringe deine Hüfte erneut nach oben, und probiere, die Acht in die andere Richtung zu machen.
- Spiele mit Geschwindigkeiten, und wechsle immer wieder die Richtung.

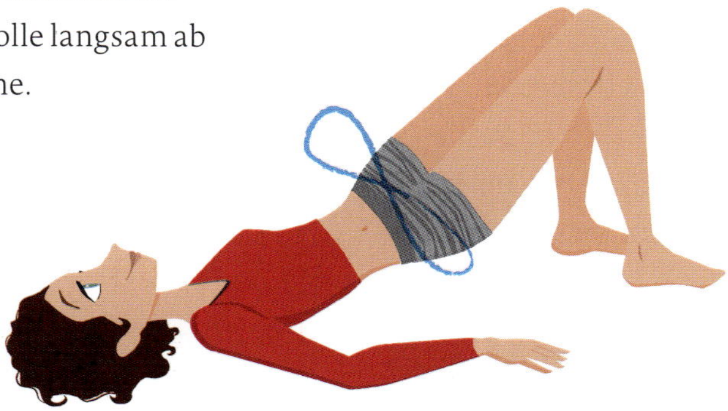

Riesige Beckenkreise im Liegen

1

Lege dich lang hin.

- Bringe aus dieser Grundposition dein Becken nach oben.
- Dann, so weit es geht, zur Seite, wobei der Rücken seine S-Kurve behalten kann.
- Anschließend wandert dein Becken nach unten und nach links.
- So kreist du langsam in riesigen genussvollen Kreisen. Atme ein, wenn du dein Becken nach oben gehoben hast, und aus, wenn du es wieder nach unten absenkst.

2

- Wiederhole diese sinnlichen Beckenkreise.
- Probiere beim Ausatmen Laute wie »Aaaa«, »Uuuu«, »Mmmm« oder »Schhhh«, oder finde Laute, die dein Körper gern machen möchte. Die Laute lösen nach der alten chinesischen Lehre des Tao Blockaden und bringen deine Energie wieder in einen freieren Fluss. Probiere es aus, dein Körper wird es lieben!

Tipp Probiere die Übung auf Zehenspitzen, und lasse deine Arme sinnlich über die Erde oder über deinen Körper fahren, ganz so, wie dein Körper es mag.

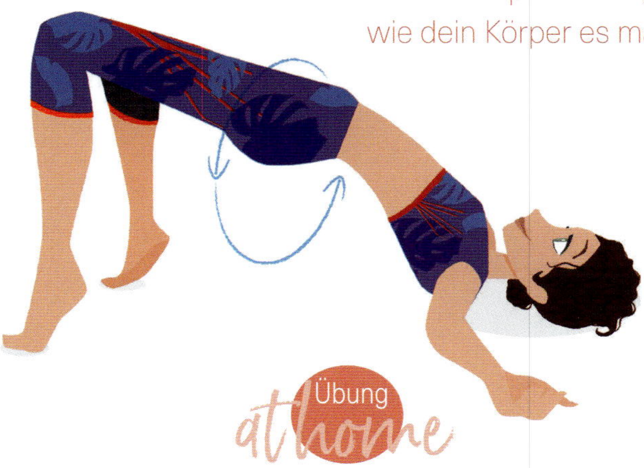

Übung at home

Beckenboden im »Plié«

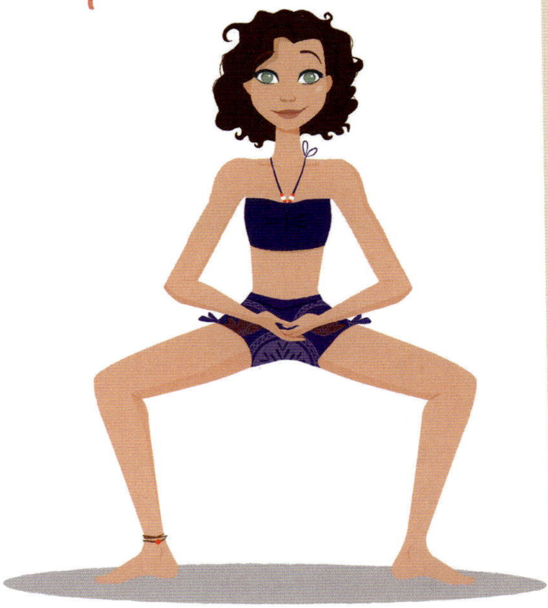

1

Stelle deine Füße etwas weiter als schulterbreit auseinander, die Zehen zeigen locker zu den Seiten. Lasse dein Becken in eine leichte Hocke sinken, bei der die Fersen auf der Erde bleiben. Knie über den Zehen ausgerichtet.

- Bewege dein Becken ein paar Mal hoch und runter.
- Wenn du genau hinfühlst, wirst du merken, dass sich die Sitzbeinhöcker, wenn du nach unten gehst, voneinander entfernen, und dass sich die Darmbeinkämme oben annähern. Das Nach-oben-Kommen hat den gegenteiligen Effekt.
- Versuche, diese Mikrobewegung im Geiste zu vergrößern.

2

- Lege diesmal eine Hand vorn auf dein Schambein und eine an das Kreuzbein. Kannst du bei der Auf- und Abbewegung ein leichtes Nicken des Kreuzbeins spüren?
- Diese Bewegung in den Iliosakralgelenken weitet deine Beckenöffnung, wenn du nach unten gehst. Beim Nach-oben-Kommen schließt sie sich. Versuche, diese winzige Bewegung im Geiste zu vergrößern.

Übung at home

Beckenwippen

1

Das ist eine meiner liebsten Übungen aus dem Bauchtanz. Grundposition im Stehen. Das Gewicht ist gleichmäßig auf beiden Füßen verteilt.

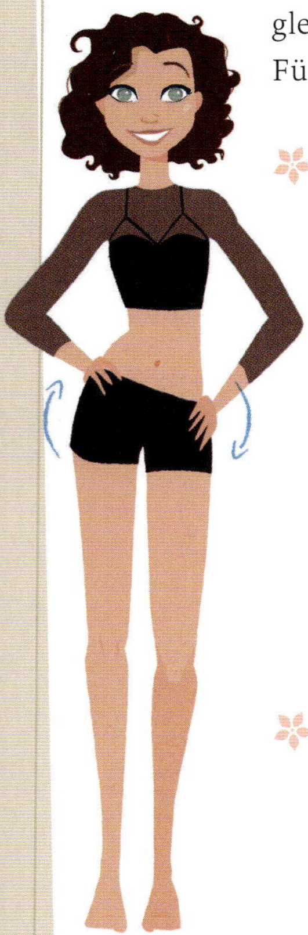

- Beuge dein rechtes Knie, während dein linkes locker stehen bleibt. Dann wechsle die Knieposition immer wieder, sodass in deiner Hüfte ein Wippen entsteht. Dein Oberkörper bewegt sich nicht, lasse ihn einfach locker über deinem Becken schweben.
- Wo ist der Mittelpunkt der Bewegung? Es ist das Zentrum deines Beckens, dort, wo Yogis das Sexualchakra verorten.

2 Feiner Shimmy

- Beginne ein lockeres Beckenwippen.
- Wenn es langsam gut klappt, beschleunige die Bewegung, und spiele mit dem Tempo. Am besten geht das zu rhythmischer Musik.
- Dabei hast du noch die volle Kontrolle über die Bewegung deiner Hüfte, alles passt perfekt zu Takt und Rhythmus.

3 Schneller Shimmy

- Werde immer schneller, und beobachte, wie dein Becken in eine Vibration versetzt wird. Erst kontrolliert, dann völlig frei.
- Atme entspannt, und fühle die Energie, die in deinem Körper aufsteigt.

Übung at home

Lockerungsübung

Beine zum Himmel schütteln

Strecke deine Beine im Liegen nach oben, und schüttel sie kräftig aus.

- Kicke dabei je nach Lust und Laune ganz locker oder mit viel Power die Füße vom Körper weg.
- Lasse das Zittern durch deinen ganzen Körper hallen und ihn durchschütteln.

Tipp Die Übung lockert nicht nur dein Becken und deine Beine, sie sorgt auch für eine gute Durchblutung von Becken und Rücken und wirkt somit erdend, lösend und entspannend bei Rücken- und Regelschmerzen.

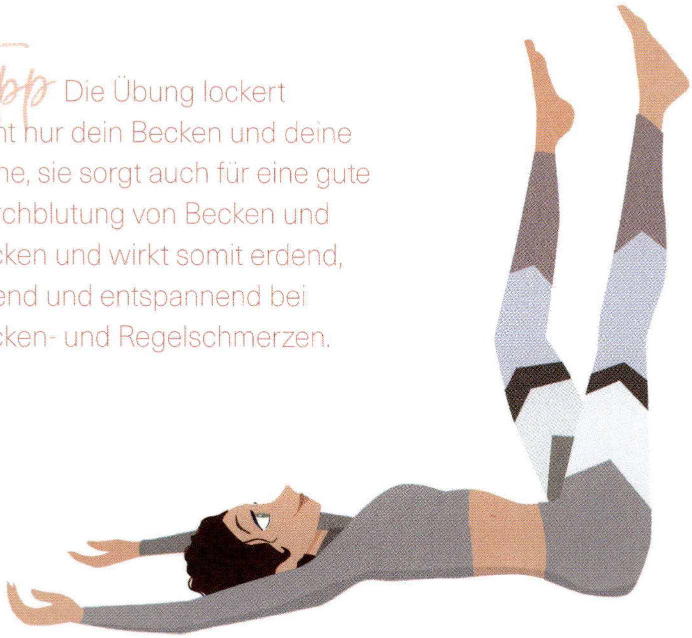

Übung at home

Pussy fallen lassen

Tiefe Entspannung

Lege dich hin, und lasse deinen Atem fließen. Entspanne ganz bewusst.

- Fühle in dein Becken hinein, und versuche, deine Pussy von innen zu spüren.
- Lasse sie nun beim Ausatmen immer tiefer in Richtung Erde sinken.
- Wenn du denkst, du bist schon entspannt, lasse noch mehr los.

Tipp Mache diese Übung mal beim Sex. Wenn du das Gefühl hast, den Orgasmus erzwingen zu wollen, lasse immer wieder los. Lasse den Orgasmus zu dir kommen.

Sinnlich aufwachen

Versuche es morgens einmal mit Freestyle-Pussy-Yoga – ganz nach Lust und Laune. Was würde deinem Körper jetzt gefallen?

- Rekel und strecke dich.
- Wecke deine innere Katze. Wie möchte sie sich bewegen?
- Spiele und tobe, ganz, wie es dir gefällt.
- Erwecke deine wilde, verrückte und instinktive Seite.

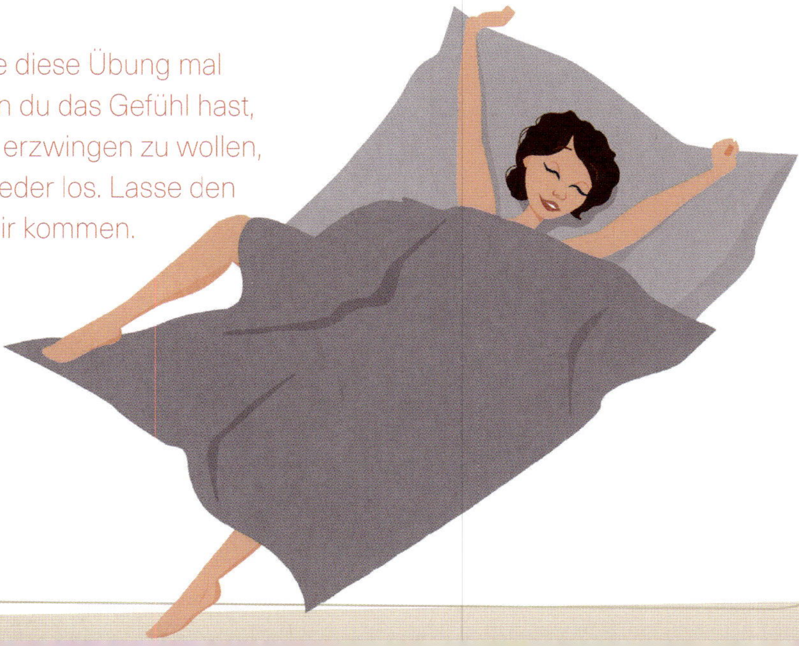

In der Ruhe liegt die Kraft

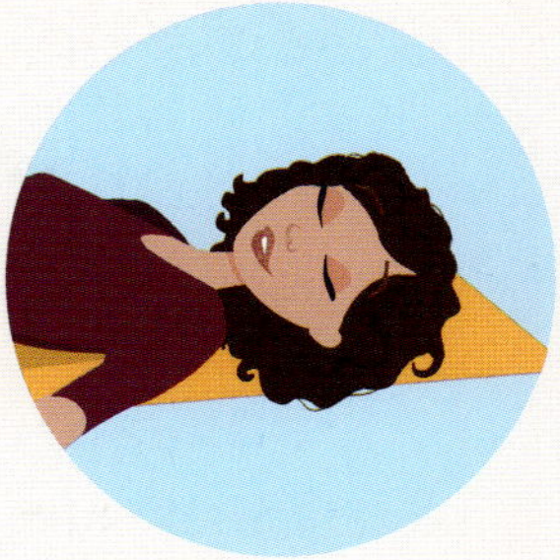

Stress wird nicht nur durch Alltagsbelastungen ausgelöst, sondern auch durch negative Gedanken, die wir gegen uns selbst richten. Dieser Stress schwächt nachweislich unseren Beckenboden, stört unseren Hormonhaushalt und sorgt für Schlafstörungen, die ihrerseits wiederum zu einem Anstieg von Stress führen können. Es ist ein Teufelskreis.
Mit Pussy Yoga können wir dieses Hamsterrad durchbrechen, indem wir lernen, uns bewusst zu entspannen und so aus einem Zustand der Leichtigkeit heraus zu handeln. Studien belegen, dass unsere wahre Kraft in der Ruhe liegt und dass unbändige Lust, Inspiration und Energie, unsere Vorhaben hoch motiviert durchzuziehen, nur aus unserem Inneren kommen können, wenn wir entspannt sind.

Entspannende Bauchmassage

- Im Liegen: Streiche mit den Händen über deinen Bauch.
- Spüre, wie er sich anfühlt. Hast du Verspannungen?
- Massiere deinen Bauch nach Belieben kräftig oder sanft und liebevoll, und sende ihm und den darin enthaltenen Organen, die dich am Leben halten, ein inneres Lächeln.

Tipp Mache diese Übung, wann immer du irgendwo liegen und entspannen kannst, auf der Couch oder beim Sonnenbaden.

Übung at home

Beckenbodenmeditation

Stelle dir einen Timer auf 5 bis 20 Minuten.

- Setze dich mit aufgerichtetem Rücken hin, deine Hände ruhen locker auf deinen Knien.
- Schließe die Augen, und lenke deine Aufmerksamkeit auf deinen Körper. Nimm wahr, wie du sitzt, wo dein Gewicht ist.
- Achte nun auf deinen Atem, wo kannst du ihn am besten spüren? Nun folge dem Atem bis zum Beckenboden, und fühle, wie dieser sich ausdehnt und wieder zusammenzieht.
- Lasse alle aufkommenden Gedanken ziehen, und bringe deinen Fokus immer wieder zurück zum Beckenboden.

Pussy-Meditation

Diese Meditation ist am schönsten im Liegen, vielleicht als Aufwach- oder Einschlafritual.

- Lege eine Hand auf deine Pussy, und spüre nach, wie sie sich anfühlt. Warm? Kalt? Pulsierend? Wie geht es ihr?
- Diese intime Meditation kannst du immer und überall machen: Spüre deine Pussy in jeder möglichen Situation, und fühle, wie sie sich mit deiner Atmung bewegt. Spüre, wie sanft sie ist.

Übung at home

Tiefenentspannung für Becken und Organe

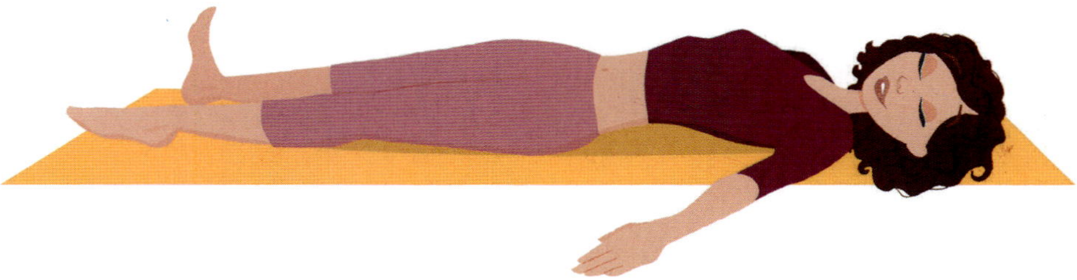

- Lege dich ausgestreckt auf eine Yogamatte oder einen Teppich, und spüre deinen Körper liegend, deine Füße, deine Hüfte, folge deiner Wirbelsäule bis zu den Rippen, den Schulterblättern, zum Kopf, und gehe dann in die Arme.

- Lasse alles, was dir in deinem Becken und Bauchraum bekannt ist, nach und nach beim Ausatmen in die Erde fallen – Pussy, Gebärmutter, Eierstöcke, Dünndarm, Dickdarm, Blase. Dann weiter die Nieren, Nebennieren, Magen, Lunge, Herz …

- Wir halten so viel Spannung in unseren Organen, dass eine solche Entspannungsübung verdrängte Emotionen befreien kann. Lasse alles zu, und wisse, dass du jetzt nichts auflösen musst. Alles, was ist, ist gut und darf sein.

Tipp Diese Übung ist auch perfekt zum Einschlafen.

Übung at home

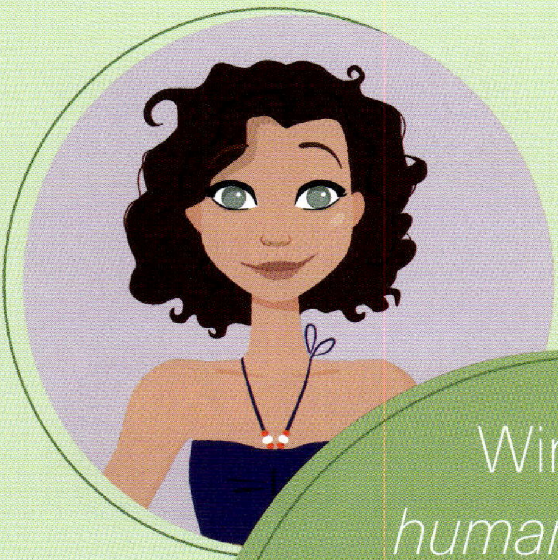

Wir sind
human beings
nicht
human doings.
In unserer Präsenz liegt
die Kraft, nicht in blinder
Geschäftigkeit.

Pussy Yoga to go

Sie ist immer dabei, aber ist sie auch immer in deinem Bewusstsein? Wenn du dich im Alltag ab und zu mit deiner Pussy verbindest, macht dich das wacher, selbstbewusster und sinnlicher. Mit den folgenden Übungen feilst du außerdem an deinem sexy Gang.

Wähle dir Tag für Tag aus, was du heute üben willst.

Reality Check im Alltag

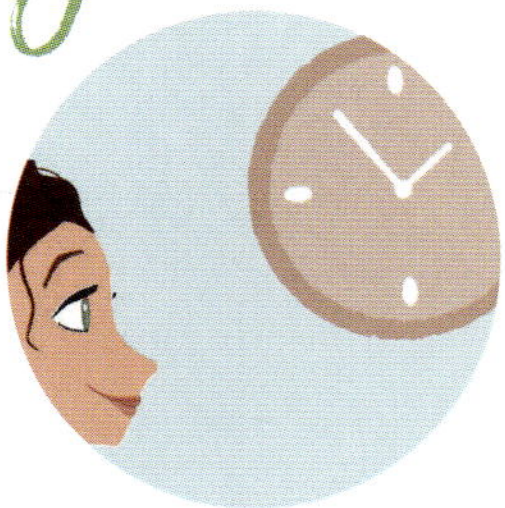

Alles beginnt mit Körperbewusstsein. Beobachte dein Becken im Laufe eines Tages. Wann verkrampfst du es? An welchen Stellen? In beiden oder in einem Iliosakralgelenk? In beiden oder in einem Hüftgelenk? Was kannst du daraus über dich und die Situation lernen? Hast du Zeit für eine kleine Übung? Dann probiere gleich die folgende.

Tipp Stelle dir für einen Reality Check mindestens einen Tag lang einen Timer, der jede Stunde klingelt. Bei jedem Klingeln schaust du, was dein Becken gerade macht.

Zunge und Beckenboden

Durch unsere Entwicklungsgeschichte gibt es eine direkte Verbindung von Beckenboden und Zunge.

- Frage dich zwischendurch: Wo ist deine Zunge gerade?
- Bringe deine Zungenoberseite gegen deinen Gaumen, hinter deine Zähne. Ist das möglich? Liegt sie ganz auf?
- Kannst du sie an den Kiefer ansaugen? Wenn nein, probiere diese Übung über einen ganzen Tag. Beobachte dabei, wie dein Kiefer sich entspannen kann, wenn deine Zunge am Gaumen aufliegt.

Übung to go

Kiefer- und Beckenentspannung

Eine weitere direkte Verbindung gibt es vom Becken zum Kiefer. Du kannst sie direkt in deinem Körper wahrnehmen: Wenn dein Kiefer verspannt ist, wirkt sich das auch auf dein Becken aus. Probiere es zwischendurch aus, wenn du irgendwo sitzt:

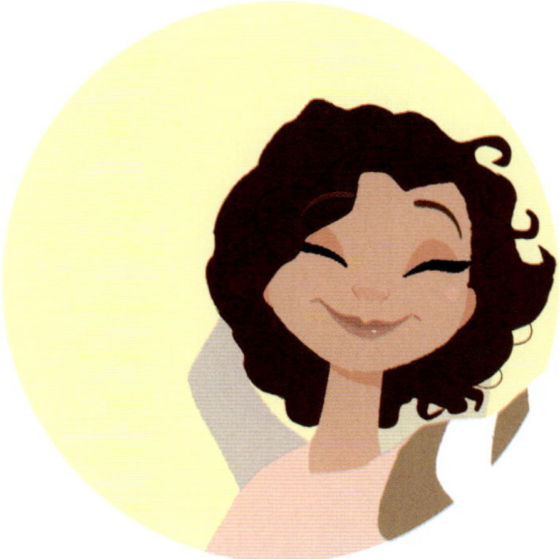

- Öffne deinen Mund, und lasse den Unterkiefer richtig hängen. Stelle dir vor, dass am hinteren Ende deines Unterkiefers, am Übergang zum Hals, kleine Bleigewichte hängen. Halte diese Position für 5 Minuten, und beobachte, wie sich das auf deinen Körper und auf deine Psyche auswirkt.
- Schließe nun, ohne deinen Kiefer hochzuklappen, die Lippen.
- Wie fühlst du dich?

Becken mental aufrichten

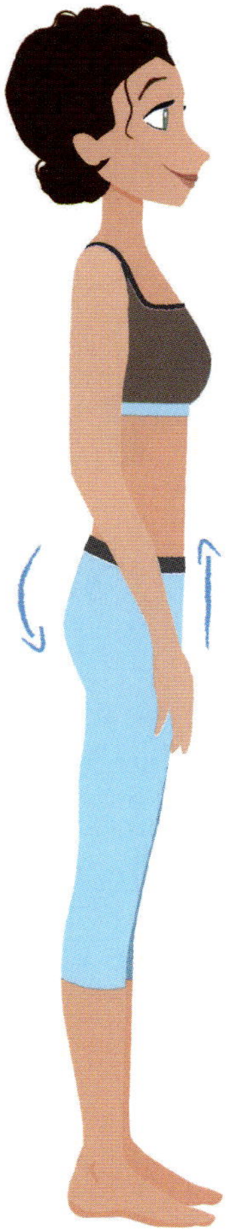

1

Beim Gehen.

- Stelle dir vor, dass dein Schambein nach oben zum Bauchnabel zieht. Beobachte, wie sich beim Gehen dein Becken aufrichtet.
- Wie wirkt sich diese Vorstellung auf deinen Gang aus?

2

- Stelle dir danach einmal beim Gehen vor, dass dein Steißbein nach unten zur Erde zieht. Wie fühlt sich diese Dynamik in deinem Becken an?
- Beobachte wieder, wie sich beim Gehen dein Becken aufrichtet und sich deine Gelenke lösen.

Übung to go

Füße in die Erde drücken

Im Stehen.

- Erspüre im Stehen deine Sitzbeinhöcker, und richte deine Wirbelsäule auf, indem du dir vorstellst, dass jeder einzelne Wirbel und dein Kopf nach oben zur Decke schweben.
- Nun drücke mit dem rechten Fuß in die Erde, bis du eine Kettenreaktion und Kraftentfaltung vom Fuß zum Beckenboden spüren kannst.
- Lasse los, und wechsle die Seite.
- Wechsle nun weiter zwischen den Seiten hin und her, und beobachte, wie diese Übung im Rest deines Körpers nachwirkt. Das Ziel ist maximale Intensität bei maximaler Leichtigkeit. Spiele mit Druck und Geschwindigkeit.
- Spüre, ob beide Seiten symmetrisch sind und wie sich die Kettenreaktion durch den ganzen Körper zieht.

Tipp Nutze diese kraftvolle Beckenbodenintegration und Ausrichtung des ganzen Körpers so oft wie möglich.

Kettenreaktion

Immer wenn du heute irgendwo stehst, probiere als Variante Folgendes:

- Drücke abwechselnd das linke und das rechte Großzehengrundgelenk (Ballen der Großzehe) in die Erde.
- Spüre, ob du eine Kettenreaktion durch deine Beine in deinen Beckenboden bis zu deinen Schultern und zum Kopf spüren kannst.

Übung to go

Steißbein als Schwanz aktivieren

Probiere beim Stehen, egal ob in der Bahn, an der Ampel oder vorm Kopierer Folgendes:

- Stelle dir vor, dein Steißbein wäre ein mächtiger Schwanz.
- Bewege ihn von links nach rechts.
- Stelle dir auch mal vor, dein Steißbein wäre eine kräftige Fischflosse.
- Spürst du, wie dein Beckenboden aktiv wird und Bewegung in dein Becken kommt?

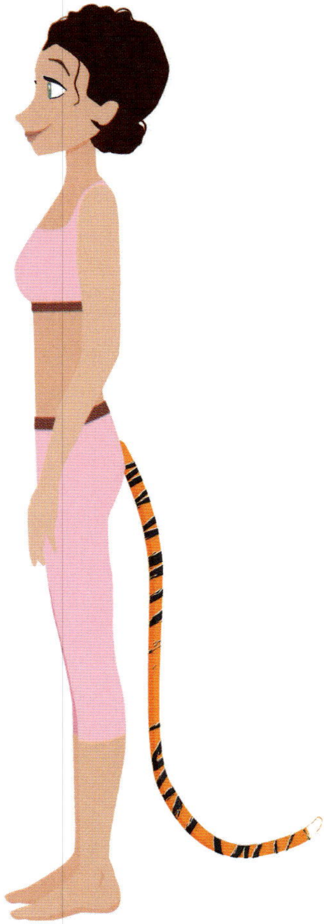

Tipp Spiele im Alltag immer mal wieder mit der Idee eines Katzenschwanzes, und nimm dich selbst als Tier wahr. Das macht nicht nur Spaß, sondern ist auch sexy und stärkt deine Instinkte. Speaker-Coach KC Baker empfiehlt diese Technik für öffentliche Vorträge, von daher macht sie sich auch gut in Meetings und beim Flirten.

Übung to go

Sexy Gang

Beim Gehen.

- Spüre beim Gehen, wie deine Hüften sich bewegen, und lasse immer die Beckenhälfte des Beins, das gerade den Schritt macht, genüsslich und schwer nach unten sinken.
- Fühle, wie das deinen Gang sinnlicher, aber auch freier macht. Es sieht nicht nur unheimlich gut aus, es ist auch ergonomisch die beste Art zu gehen.

Tipp Wenn du heute nicht viele Wege zu gehen hast, nimm dir Zeit für einen kleinen, bewussten Spaziergang.

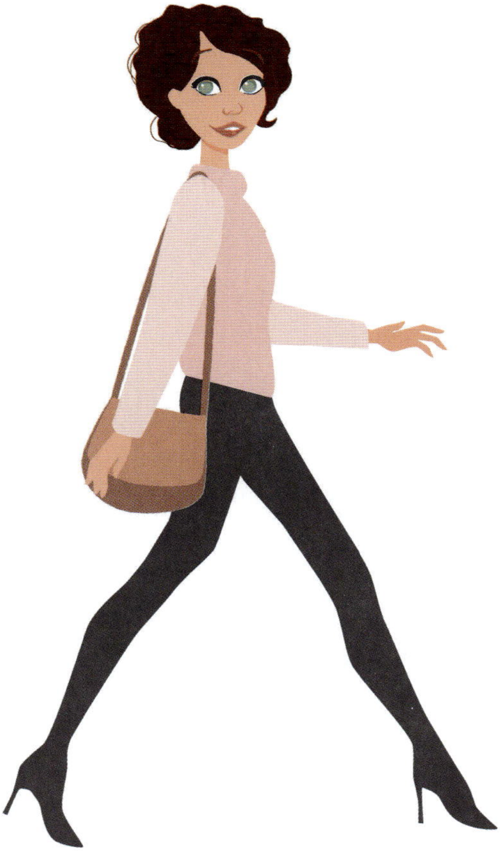

Großer Zeh

Probiere mal Folgendes beim Gehen:

- Drücke dich ganz bewusst mit dem Ballen der großen Zehe ab, und lausche auf eine Aktivierung deines Beckenbodens.

Übung to go

Power-Pose

Stelle dich ganz normal hin, und beobachte, wie du dich fühlst. Wie würdest du dein Selbstwertgefühl und deine Einstellung zum Leben auf einer Skala von 1 bis 10 einschätzen?
Jetzt stelle dir einen Timer auf 2 Minuten, und nimm folgende Haltung ein: Beine etwas mehr als schulterbreit auseinander und Arme in Siegerpose stolz nach oben ausgestreckt, so, als würdest du auf einem Podest stehen und den Applaus eines begeisterten Publikums entgegennehmen. Wenn du den Effekt noch verstärken willst, tauche ganz ins Gefühl von Sieg und Erfolg ein, und beobachte deinen Körper und deinen Atem.

- Wie fühlst du dich jetzt nach der Übung?
- Wie sieht die ganze Welt nun aus?
- Wie würdest du dein Selbstwertgefühl auf einer Skala von 1 bis 10 jetzt einschätzen?

Erwiesen wirksam

Der Effekt der sogenannten Power-Pose ist von Amy Cuddy an der Harvard Business School belegt worden: Teilnehmer, die beim Warten auf ihr Vorstellungsgespräch eine erhabene Haltung eingenommen hatten, wurden weitaus besser bewertet als Teilnehmer, die in einer gebückten Haltung warteten.
Nimm die Power-Pose mit in dein Leben, und mache sie, wann immer du sie gebrauchen kannst. Sie hilft dir nicht nur, dich selbstbewusst zu fühlen und die Sonnenseite des Lebens zu sehen, sondern sie reduziert auch Ängstlichkeit und Stress, zwei Faktoren, die unsere Sexyness lähmen. Diese Übung wirkt im Gegensatz zu Motivationssprüchen direkt über deinen Körper. Was dein Körper erlebt, ist seine Realität, und um eine Dissonanz zu vermeiden, entsteht in deinem Körper das entsprechende Gefühl.

Übung to go

Schwerkraft und Leichtkraft genießen

Stelle dir vor, dass deine Füße in magnetischen Schuhen zur Erde ziehen und der Rest deines Körpers, auch dein Beckenboden, von der Erde weg ins Universum fällt. Nimm dieses Gefühl mit in den Alltag, und genieße die neue Leichtigkeit!

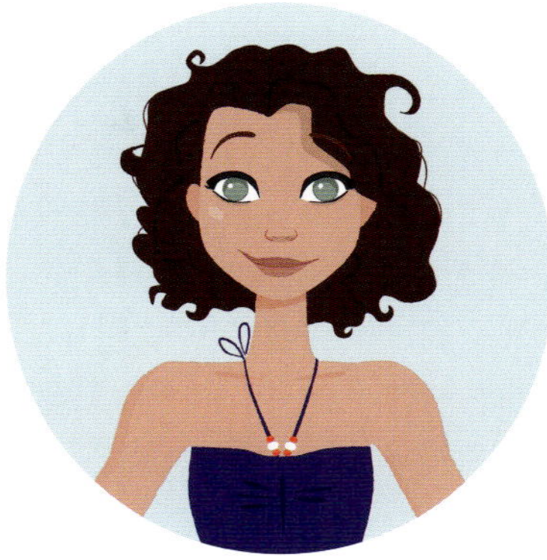

Minirock-Beckenspannungen ausbalancieren

Stelle dir beim Gehen einmal vor, dass du einen knappen Minirock trägst, der sich vorn in der Bauchgegend zusammenzieht und dafür hinten weiter wird.

- Folge der Bewegung mental: Die Bewegung vorn zieht die Maschen enger zusammen, und hinten werden sie weiter aufgedehnt.
- Beobachte, wie sich beim Gehen deine Gelenke lösen. Wie wirkt sich diese Vorstellung auf deinen Gang aus?

Übung to go

Sitzbeinhöcker-Beobachtung

Beobachte deine Sitzbeinhöcker mal einen ganzen Tag lang bei jeder Bewegung.

- Was machen sie, wenn du dich hinsetzt, wenn du aufstehst, in die Hocke gehst, dich bückst, wenn du gehst, wenn du stehst?
- Kannst du spüren, wie deine Beckenknochen organisch mit deinem Beckenboden zusammenarbeiten?
- Erspüre und erkunde diese innere Welt, und lasse sie in deinem Alltag sinnlich lebendig sein.

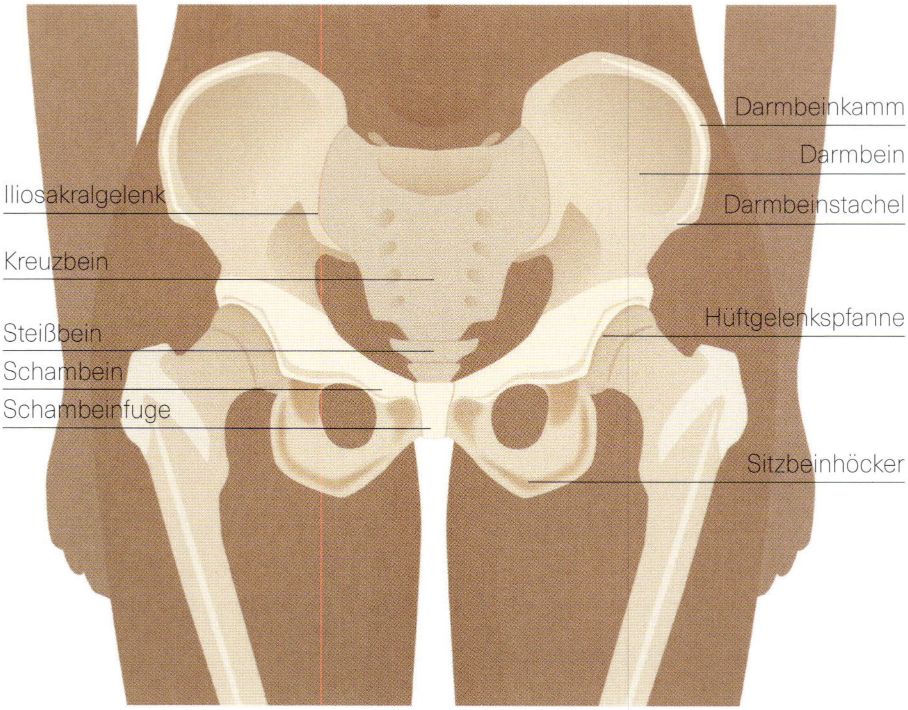

Übung to go

Sitzbeinhöcker zusammen

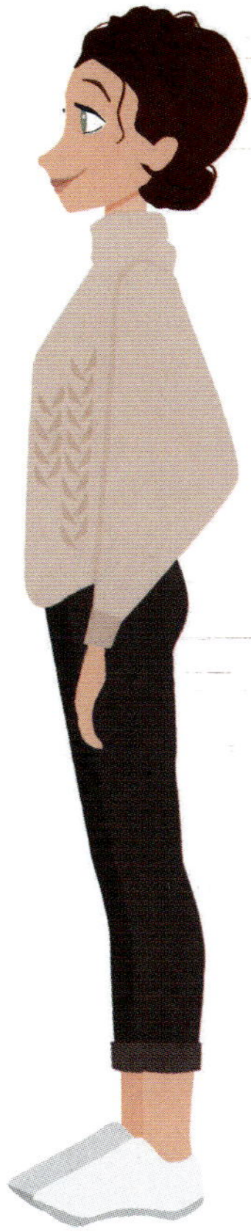

Wo auch immer du heute bist, probiere über den Tag verteilt folgende Übung:

- Lasse deine Wirbelsäule in Richtung Himmel fließen.
- Ziehe die Sitzbeinhöcker zusammen, wenn du einatmest, und lasse los, wenn du ausatmest.
- Beobachte deinen Körper – wie fühlt sich dieses Zusammenspiel an? Kannst du spüren, wie sich dein Körper mit der Kraft deines Beckenbodens aufspannt?

Sitzbeinhöcker schaukeln

Wo auch immer du heute zum Stehen kommst:

- Lasse im Geiste deinen rechten Sitzbeinhöcker nach vorn schwingen während der linke gleichzeitig nach hinten schwingt. Dann schwingt der rechte nach hinten und der linke nach vorn. So entsteht eine sanfte Rotation deiner Hüftknochen im Iliosakralgelenk.
- Fühlst du, dass du die beiden Seiten deines Beckenbodens unabhängig voneinander aktivieren kannst?

Übung to go

Treppauf

Probiere heute einmal bei jeder Treppe, die du hinaufgehst, an deinen Beckenboden zu denken. Visualisiere, wie dich ein magischer Faden vom Kopf aus nach oben zieht, und wie sich von unten bei jedem Schritt dein Beckenboden aktiviert.

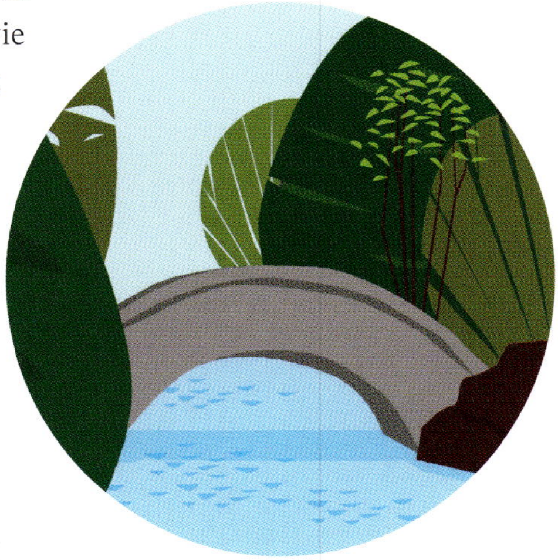

Tipp Mache es dir zur Angewohnheit, immer die Treppe zu nehmen statt des Lifts. Dein Körper wird es dir danken.

Treppab

Auch beim Hinuntersteigen kannst du üben: Probiere, dein Becken auf der Seite des jeweils unbelasteten Beins, das den Schritt macht, ganz loszulassen. So wird jeder Schritt zur Lockerungsübung und Massage.

Übung to go

Bauchmuskeln

Es ist wichtig, dass du deinen Bauch bei allen Übungen bewusst entspannst. Unser Bauch ist oft sehr verspannt, weil wir ihn unbewusst ständig einziehen. Eine Bauchentspannung kann deswegen auf allen Ebenen Wunder bewirken. Und: Wenn sich durch das Beckenbodentraining dein Becken aufrichtet, wird sich dein Bauch automatisch straffen.

- Spüre die Atmung im Bauch, und lasse ihn dabei immer mehr los.

- Spüre, wie du immer weicher und sanfter wirst. Vielleicht kommen auch ein paar schöne oder auch unangenehme Emotionen auf. Lasse alles zu, und beobachte, ohne zu analysieren.

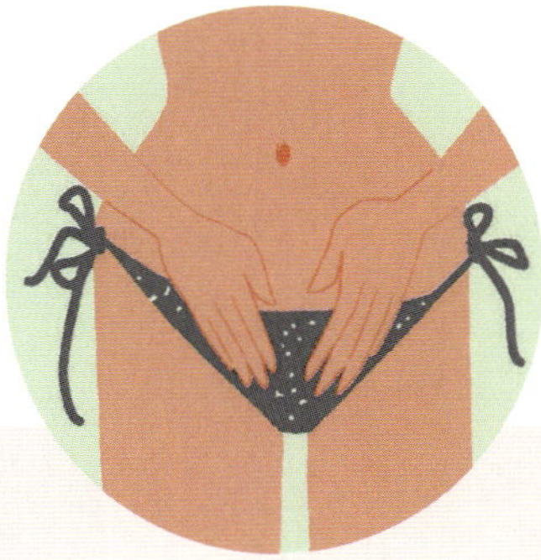

Abgewöhnen: Bauch einziehen

Viele Frauen ziehen ihren Bauch unbewusst ein. Doch was da vorn verschwindet, löst sich ja nicht in Luft auf. Es wird in deinen Körper gedrückt, und zwar nach oben und unten. Das quetscht deine Organe, die dann nicht mehr so gut arbeiten können, belastet dein Zwerchfell, das dann keine volle Atmung mehr ermöglichen kann, und deinen Beckenboden, der so ausleiert oder chronisch verspannt. Ein angespannter Bauch und Beckenboden signalisiert dem Körper Gefahr und hemmt so die Verdauung, was wiederum dazu führen kann, dass der Darm sich mit Fäulnisgasen füllt und aufbläht oder wir Gewicht ansetzen, was uns wiederum veranlasst, den Bauch einzuziehen. Diesen Teufelskreis kannst du nur durchbrechen, wenn du deinen Bauch entspannst.

Übung to go

Sexy Atem

Achte besonders in intimen Momenten mit deinem Partner/deiner Partnerin auf deinen Atem.

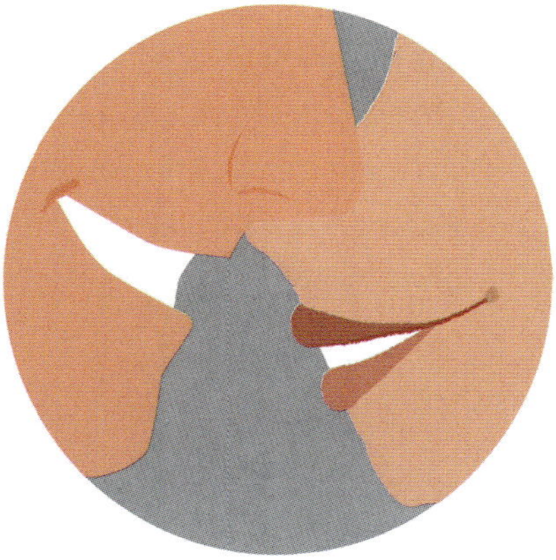

- Atme ein, rieche ihn/sie und spüre seinen/ihren Atem auf deiner Haut.
- Lasse deinen Atem durch dich hindurchströmen, während du dich der Sinnlichkeit hingibst, möglichst durch den offenen Mund. Du wirst überrascht sein, welchen Effekt das auf euch beide hat.

Sinnlich berühren

Spüre heute alles, was du anfasst, ganz genau. Wie ist die Textur des Buches, das du gerade anschaust, wie fühlt sich der Tisch an, die Türklinke, die Tastatur, spüre die Materialität.

- Ist sie hart, kalt, geriffelt oder ganz glatt?
- Was für ein Gefühl entsteht, wenn du darüberstreichst?
- Kannst du spüren, wie sich deine Sinnlichkeit einschaltet?

Übung to go

Zarte Pussy-Atmung

Wo auch immer du heute gehst und stehst, stelle dir vor, deine Pussy könnte atmen.

- Atme durch sie ein, und atme durch sie aus.
- Lasse sie dabei ganz entspannt, wie eine zarte Rose.

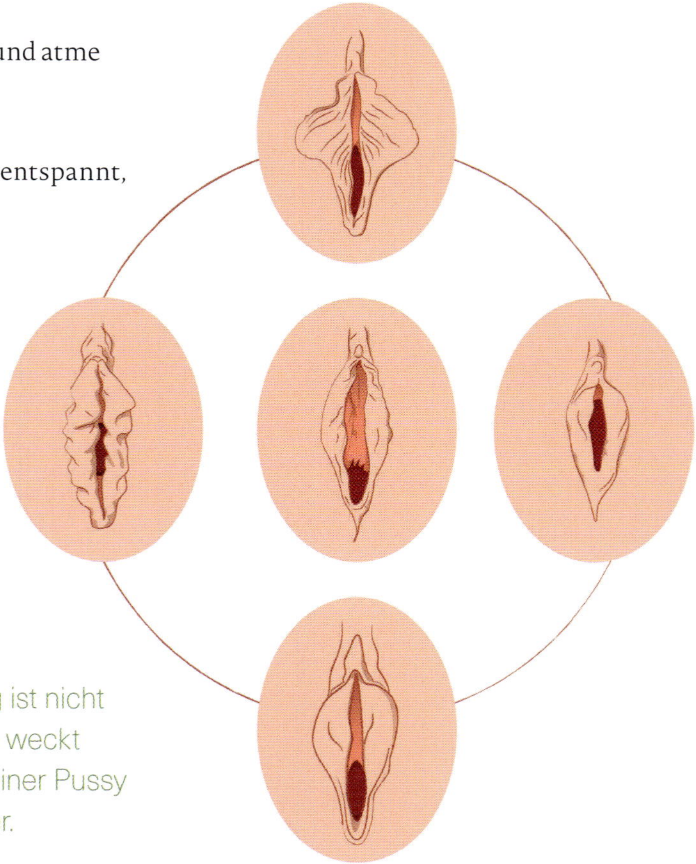

Tipp Diese Atmung ist nicht nur verdammt sexy, sie weckt die Nervenenden in deiner Pussy und macht sie sensibler.

Übung to go

Beckenboden fallen lassen

Erspüre deinen Beckenboden, soweit du ihn schon kennst, und lasse ihn ganz bewusst los.

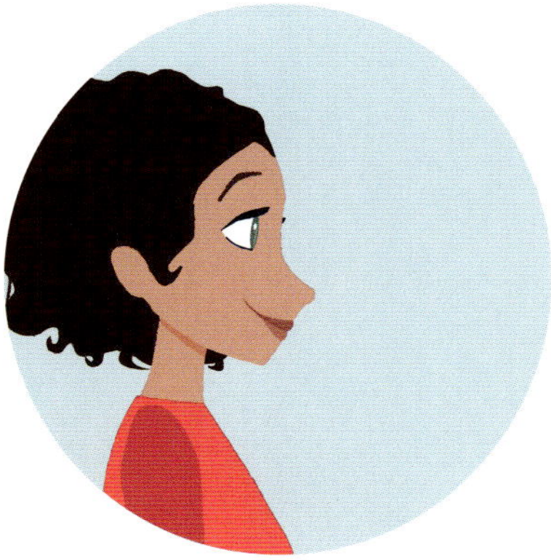

- Lasse ihn in deiner Vorstellung immer tiefer und tiefer in Richtung Erde sinken.
- Spüre nach, wo du noch Spannung bemerkst, und lasse immer mehr los.

Perfekt für den Alltag

Erst wenn du deinen gesamten Beckenboden wahrnehmen kannst, bist du in der Lage, ihn komplett zu entspannen. Die völlige Beckenbodenentspannung ist ein essenzielles Selbstregulierungswerkzeug, also eine Möglichkeit, indirekt auf dein autonomes Nervensystem einzuwirken. Es wird unter anderem benutzt, um in der Therapie und im Führungstraining einen Zustand der angstfreien Präsenz zu erreichen – für Situationen, in denen große Anspannung herrscht und in denen es wichtig ist, bewusst ruhig und zentriert zu bleiben.

Übung to go

Sanfter Bauch, offene Emotionen

Spüre einmal einen ganzen Tag immer wieder in deinen Bauch hinein, und lausche auf Emotionen.

- Was spielt sich in deinem Körper ab?
- Versuche, bei allen Situationen einen weichen Bauch und offene Emotionen beizubehalten.
- Achte darauf, was dein Körper dir sagen möchte.

Tiefenentspannung für Becken und Organe im Sitzen

Immer wenn du eine kleine Pause machst, sei es im Büro, in der Bahn oder im Wartezimmer:

- Fühle deinen Körper, und lasse alles, was dir in deinem Becken und Bauchraum bekannt ist, in die Erde fallen: Pussy, Gebärmutter, Eierstöcke, Dünndarm, Dickdarm, Blase, Nieren, Nebennieren, Magen, Lunge, Herz …
- Gehe immer wieder durch alle Organe, bis du völlig entspannt bist.
- Wenn du willst, sage zu deinen einzelnen Organen: »Du darfst dich jetzt ausruhen.«
- Genieße die Entspannung, solange du Zeit hast.

Übung to go

Authentizität
ist sexy,
nicht das Streben
nach Perfektion.

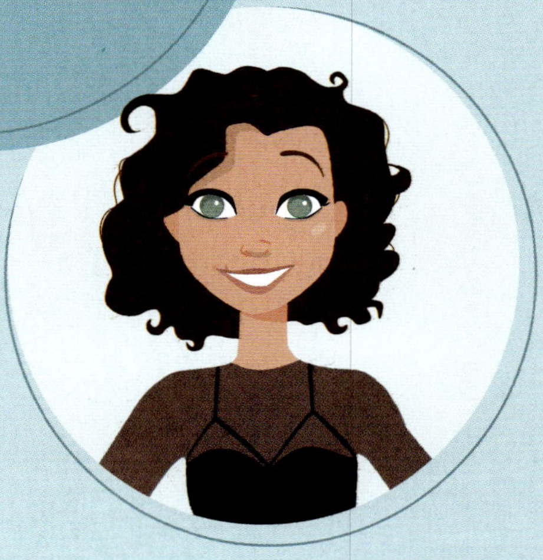

Pussy Yoga at work

Die besten Beckenboden-Übungen fürs Büro. Unauffällig und dabei höchst effektiv. Im Sitzen kannst du deine Pussy sehr gut spüren und mit sanften Bewegungen kleine Trainingspausen in den Arbeitsalltag bringen. So geht dir nicht nur dein Tun leichter von der Hand – du fühlst dich dabei auch wohler und selbstbewusster.

Ganzheitliche Beckenbodenatmung

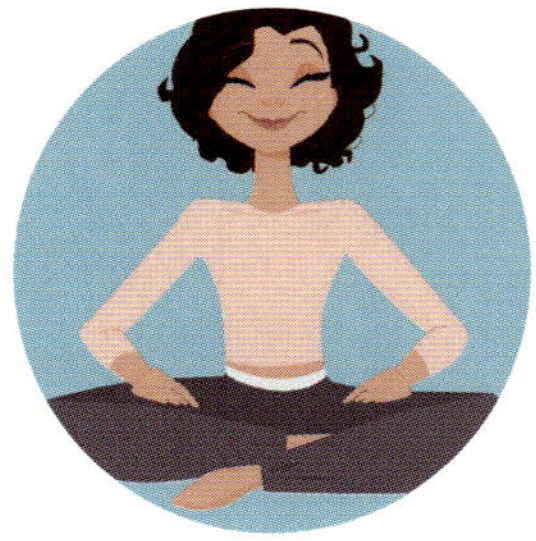

Stelle dir beim Ein- und Ausatmen dein Zwerchfell vor, und probiere es, in deinem Körper zu erspüren.

- Konzentriere dich auf das Heben und Senken deines Bauches im Zusammenhang mit der Bewegung des Zwerchfells. Versuche, Zwerchfell und Bauch gleichzeitig im Zusammenspiel zu beobachten.
- Richte nun deine Aufmerksamkeit auf den Beckenboden, und schaue, was du da spüren kannst. Zur Erinnerung kannst du die Beckenknochen ertasten. So weiß dein Nervensystem, worauf es achten soll, und dein Körper bekommt Impulse, sich dort zu lockern und auszurichten.

Kreuzbein und Steißbein mobilisieren

Setze dich auf die Kante deines Stuhls, und erspüre deine Sitzbeinhöcker.

- Lasse sie tief in die Sitzfläche fallen.
- Ziehe nun mit deinem Steißbein nach hinten, als wolltest du mit einem Schwanz nach hinten schlagen. Spüre dabei in deinen Beckenboden hinein und in deinen gesamten Körper.
- Wiederhole das immer wieder über den Tag verteilt in verschiedenen Positionen, wo auch immer du bist.

Übung at work

Hängendes Atmen

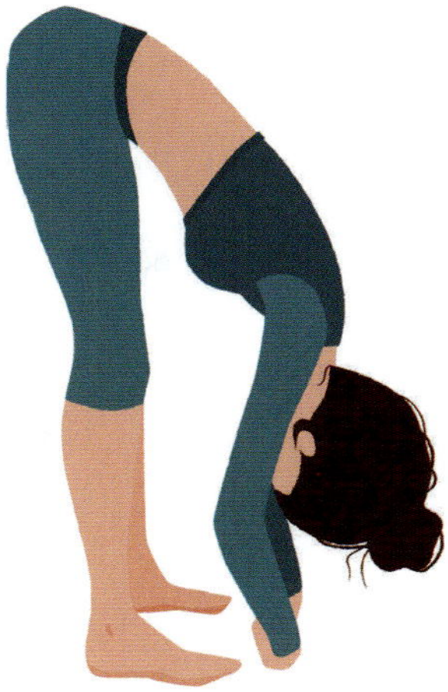

1

Diese Übungen wirken wie ein kleiner Urlaub im Alltag. Tief entspannend und erfrischend.

- Stelle dich bequem hin, und lasse deine Wirbelsäule langsam vom Kopf her nach unten rollen. Unten angekommen lässt du dich ganz locker hängen. Finde für deine Arme eine bequeme Position.
- Nun spüre deinen Atem. Wo bemerkst du ihn zuerst? Versuche, ihn in den Nasenlöchern zu fühlen, dann folge ihm weiter in den Rachen, in die Luftröhre und in die Lunge.
- Spüre, wie er deinen Beckenboden ausdehnt.
- Komme dann Wirbel für Wirbel wieder nach oben.

2

- Stelle dich erneut bequem hin, und lasse deine Wirbelsäule wieder langsam vom Kopf her nach unten rollen.
- Versuche diesmal, jeden einzelnen Wirbel zu spüren und zu lockern. Unten angekommen lässt du dich ganz locker hängen.
- Spüre erneut deinen Atem. Nimm ihn wahr, ohne ihn zu manipulieren. Beobachte ihn einfach. Kannst du spüren, wie sich dein ganzer Torso beim Einatmen aufweitet?
- Genieße diese Wahrnehmung 7 bis 14 Atemzüge lang. Rolle dann langsam und genüsslich hoch, und spüre nach. Wie fühlst du dich?

Übung at work

Beckenuhr im Stehen

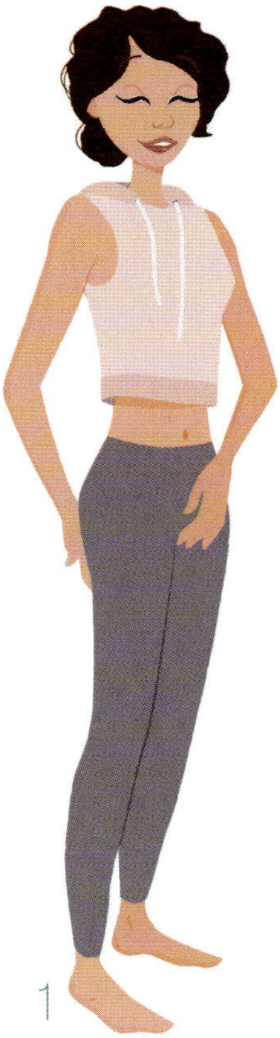

1

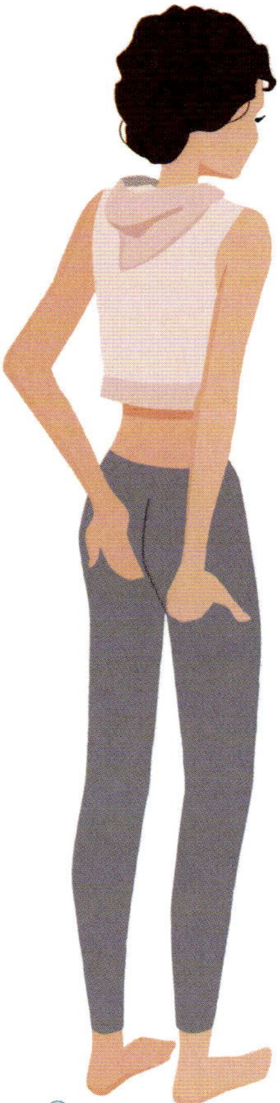

2

1

Für diese Übung kannst du dir deinen Beckenboden als Uhr vorstellen, die in vier Teile geteilt ist, die Zwölf ist auf dem Schambein, die Sechs auf dem Steißbein, die Drei auf dem rechten Sitzbeinhöcker, die Neun auf dem linken.

- Nun lege einen Finger deiner linken Hand auf dein Schambein und einen Finger deiner rechten Hand auf den rechten Sitzbeinhöcker.
- Zwischen diesen beiden Punkten liegt der rechte vordere Teil deiner Beckenuhr. Fühle, wie er sich beim Atmen ausdehnt und zusammenzieht.
- Mache diese Übung für mindestens 10 entspannte Atemzüge. Wiederhole sie mit der anderen Seite.

Übung at work

2

- Diesmal legst du einen Finger deiner linken Hand auf dein Steißbein und einen Finger deiner rechten Hand auf deinen rechten Sitzbeinhöcker. Massiere beide Punkte, zwischen ihnen liegt der rechte hintere Teil deiner Beckenuhr – Drei bis Sechs. Fühle, wie er sich beim Atmen ausdehnt und zusammenzieht.
- Mache diese Übung für ein paar Atemzüge, lasse dann deine Hände fallen, und spüre nach. Was hat sich verändert, wie fühlen sich beide Seiten an?
- Wiederhole diese Übung auch für die linke Seite.

Beckenkippen

Mache ab und zu eine kleine Pause, wenn du unbeobachtet bist:

- Kippe dein Becken langsam vor und zurück. Versuche dabei, deinen Oberkörper zu entspannen und ruhig zu lassen, sodass sich dein Becken nur unter dem Bauchnabel bewegt.
- Tanze die Bewegung immer schneller, sodass die Vibration deines Beckens durch deinen ganzen Körper geht.

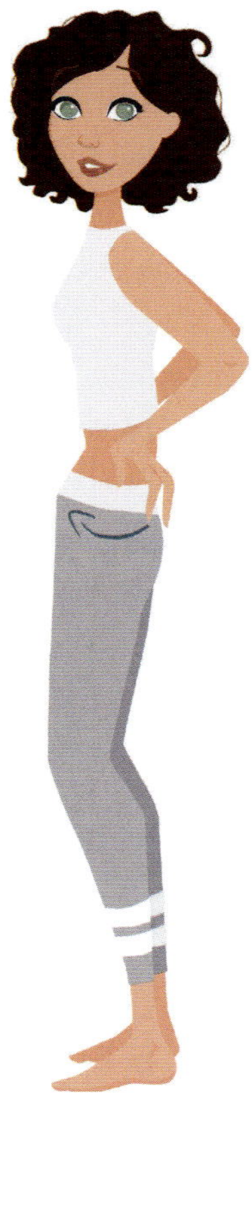

Übung at work

Füße in die Erde drücken

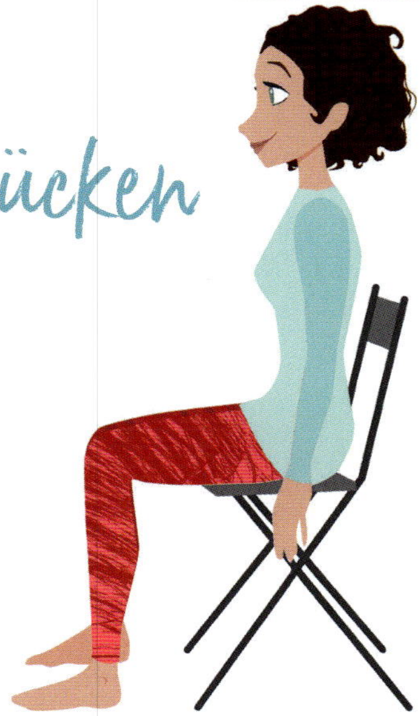

1

Grundposition: Setze dich auf die Kante eines Stuhls, deine Füße stehen hüftbreit auseinander, die Fußsohlen liegen entspannt und flach auf der Erde.

- Erspüre deine Sitzbeinhöcker.
- Lasse sie tief in die Sitzfläche fallen. Richte deine Wirbelsäule auf, indem du dir vorstellst, dass jeder einzelne Wirbel und dein Kopf nach oben schweben wollen.
- Nun drücke mit dem rechten Fuß in die Erde, bis du eine Kettenreaktion und Kraftentfaltung vom Fuß zum Beckenboden spüren kannst.
- Lasse los.
- Wechsle zwischen den Seiten hin und her, und beobachte, wie diese Übung im Rest deines Körpers nachwirkt. Das Ziel ist maximale Intensität bei maximaler Leichtigkeit.

2

- Bleibe auf der Kante des Stuhls, und drücke beide Füße in die Erde. Experimentiere mit Druck und Geschwindigkeit, und beobachte, was in deinem Beckenboden und im Körper geschieht.
- Wenn du merkst, dass sich dein *Levator ani*, die dritte Schicht des Beckenbodens, aktiviert und beide Sitzbeinhöcker zusammenkommen, liegst du richtig.
- Wenn sich deine Hüfte hinten ausweitet und deine unteren Bauchmuskeln vorn aktiviert werden, hast du die Beckenbodenintegration gemeistert. Achte auf eine lockere erste Beckenbodenschicht.

Übung at work

Vom Beckenboden aus die Beine steuern

Lehne dich bequem am Schreibtisch zurück: Deine Beine sind hüftweit ausgestreckt, deine Zehenspitzen zeigen in Richtung Decke.

- Drehe deine Beine aus dem Hüftgelenk heraus, sodass deine Füße mal nach innen und mal nach außen zeigen.
- Spüre, wie sich deine Oberschenkelknochen im Hüftgelenk drehen. Versuche, die Übung aus dem Beckenboden heraus zu machen.
- Übe immer wieder, sooft du daran denkst. Deine Kollegen werden nichts merken.

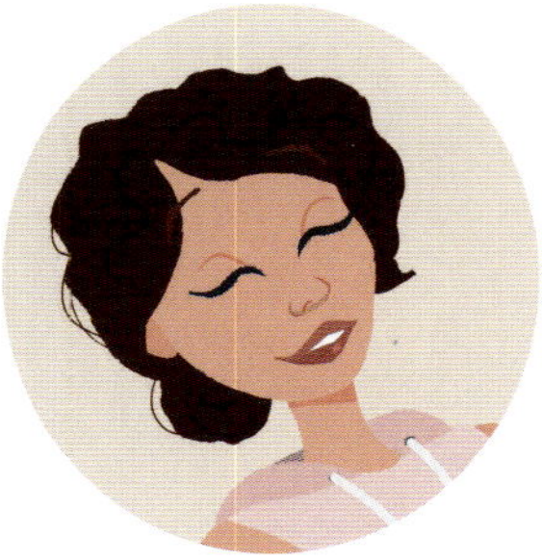

Pussy Tao

Tipp Diese Stelle zu aktivieren gibt mir und vielen anderen Frauen ein Gefühl von Ganzheit, Frieden und Erdung. Manchmal aktiviert sie sich von selbst, wenn ich in einer Gemeinschaft von Frauen bin. Es ist wohl ein Kraftzentrum, das durch die Verbindung der Herzen wach wird.

- Konzentriere dich auf die oberste Stelle deiner Vagina am Muttermund. Ziehe sie leicht zusammen und spüre, was du empfindest.
- Verbinde dich über deinen Arbeitstag immer mal wieder mit diesem Punkt, und entspanne danach jedes Mal sehr bewusst.

Übung at work

Knie …

… zusammenschieben

Setze dich aufrecht auf die Kante eines Stuhls, und lege deine Hände auf die Innenseiten deiner Knie.

- Schiebe nun deine Knie mit der Power deines Beckenbodens zusammen – gegen den Widerstand deiner Arme. Stupse erst ein paar Mal schnell und zart, und drücke dann richtig fest zu. Ganz so, wie es sich für dich gut anfühlt.
- Achte auf eine gute Aufrichtung, sodass es ein Training für den ganzen Körper wird.
- Lege die Hände mal auf das gleichseitige Knie, mal über Kreuz.

Tipp Nie vergessen beim Üben: Lasse den Atem fließen.

… auseinanderschieben

- Setze dich aufrecht auf einen Stuhl, lege deine Hände auf die Außenseiten deiner Knie, und drücke diese gegen den Widerstand der Hände auseinander.
- Achte auf eine gute Aufrichtung deines Körpers.
- Drücke nun gleichzeitig auch die Sitzbeinhöcker in die Sitzfläche.

Übung at work

Energieschütteln

Nimm dir 10 Minuten Zeit, um deinen Körper kräftig durchzuschütteln. Stelle dir dafür am besten einen Timer.

- Starte mit dem rechten Fuß, dann schüttle den Unterschenkel aus dem Knie und im Anschluss das ganze Bein aus dem Hüftgelenk. Wechsle die Seite.
- Schüttle dann deine rechte Hand, den Unterarm und dann den ganzen Arm aus der Schulter heraus. Im Anschluss ist die linke Seite mit der Lockerung dran.
- Schüttle jetzt deinen ganzen Körper, indem du mit deinen Knien wippst.
- Genieße die Vibration, und höre nicht auf, bis die 10 Minuten um sind.
- Komme zur Ruhe, und spüre nach. Wie fühlst du dich?

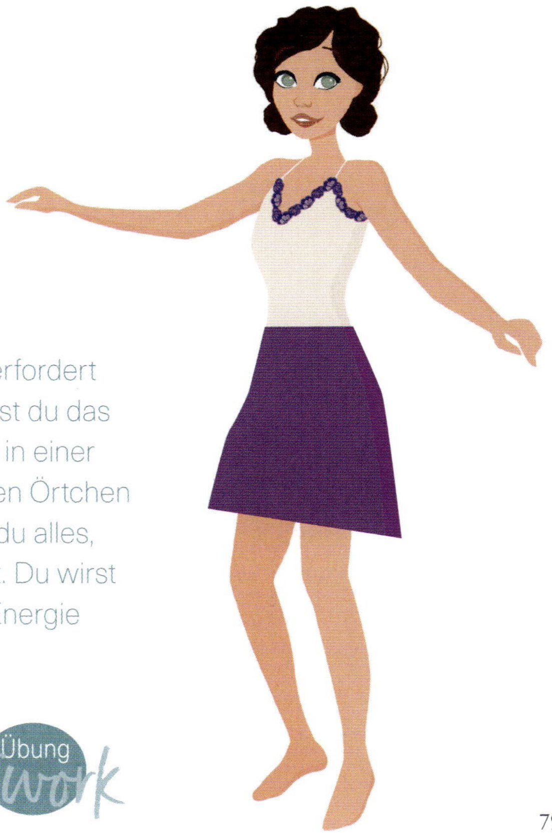

Tipp Wenn du dich überfordert oder erschöpft fühlst, kannst du das Ganzkörperschütteln auch in einer Mini-Version an einem stillen Örtchen machen. Stelle dir vor, wie du alles, was dich stört abschüttelst. Du wirst zentrierter und voll neuer Energie zurückkommen.

Hüftknochen …

… gegeneinander verschieben (1)

Setze dich auf die Kante eines Stuhls, und erspüre deine Sitzbeinhöcker.

- Verschiebe sie, ohne dein Becken äußerlich zu bewegen, gegeneinander, abwechselnd vor und zurück, und beobachte, wie sich dein Beckenboden aktiviert und mit den Muskeln deines Torsos verbindet.
- Welche Muskeln kannst du noch spüren?
- Aktiviere sie nicht bewusst, konzentriere dich nur auf die Bewegung deiner Beckenknochen.

… gegeneinander verschieben (2)

- Lasse deine Sitzbeinhöcker jetzt tief in die Sitzfläche fallen.
- Nun drücke abwechselnd mit ihnen in die Sitzfläche, mal links, mal rechts. Nimm wahr, wie sich die verschiedenen Seiten deines Beckenbodens aktivieren. Fühlen sich beide Seiten gleich an?
- Stehe auf, und gehe zum Nachspüren im Raum umher.

Tipp Mache die Übung heute immer wieder, während du irgendwo sitzt. Im Wartezimmer, in der U-Bahn, im Kino.

Übung at work

… gegeneinander verschieben (3)

Erspüre deine Sitzbeinhöcker, wo auch immer du heute herumstehst.

- Lasse sie tief in die Erde fallen.
- Verschiebe, ohne dein Becken äußerlich zu bewegen, beide Sitzbeinhöcker gegeneinander, abwechselnd vor und zurück, und beobachte, wie sich dein Beckenboden aktiviert und mit den Muskeln deines Torsos verbindet.
- Welche Muskeln kannst du spüren? Aktiviere sie nicht bewusst, konzentriere dich nur auf die Bewegung der Beckenknochen.

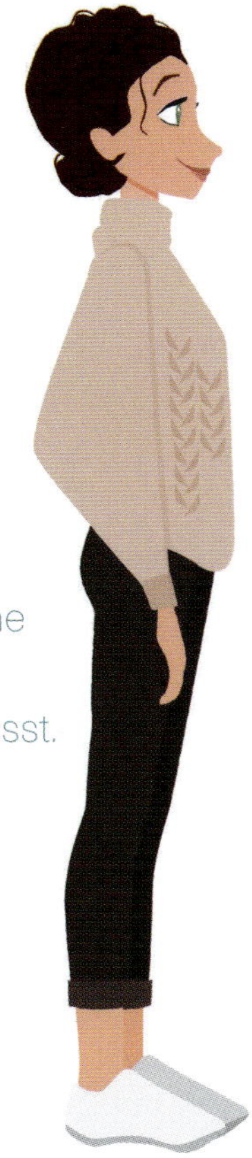

Tipp Entspanne zwischendurch immer ganz bewusst.

… gegeneinander verdrehen

Setze dich auf die Kante eines Stuhls, und erspüre deine Sitzbeinhöcker.

- Nun stelle dir vor, dass deine Sitzbeinhöcker in der Luft hängen und locker abwechselnd vor- und zurückschwingen. Dabei verdrehen sich deine beiden Hüftknochen gegeneinander.
- Merkst du eine Bewegung in deinen Iliosakralgelenken, der gelenkigen Verbindung zwischen Kreuz- und Darmbein? Versuche, beide Seiten gleich kraftvoll und leicht schwingen zu lassen.
- Stehe auf, und gehe zum Nachspüren im Raum umher.

Übung at work

Sitzbeinhöcker …

… zusammen

Setze dich auf die Kante eines Stuhls.

- Erspüre deine Sitzbeinhöcker.
- Stelle dir vor, dass sie in der Luft hängen, schwinge sie locker zusammen, und lasse wieder los. Immer wieder, so lange zu kannst.
- Stehe auf, und gehe zum Nachspüren im Raum umher.

… versenken

- Spüre deine Sitzbeinhöcker im Sitzen, und lasse sie immer tiefer in die Sitzfläche sinken.
- Bemerkst du, wie sich deine Haltung aufrichtet und wie dein Beckenboden sich aktiviert?

Tipp Mache die Übungen, solange du Spaß hast, und lasse dann los. Wiederhole sie immer wieder in deinem Büroalltag.

… vorstoßen

Hier noch eine feine Variation:

- Richte dich auf deinen Sitzbeinhöckern auf, und schiebe sie locker mit der Kraft deines Beckenbodens vor, als wolltest du die Sitzfläche nach vorn schieben. Halte die so im Becken entstehende Spannung, während du in kleinen Pulsen immer weiter nach vorn schiebst.
- Spanne dabei nichts anderes an als deinen Beckenboden und die damit verknüpfte Muskulatur. Die Pobacken bleiben unbedingt locker, und dein Atem fließt entspannt.

Übung at work

Doppelkegel

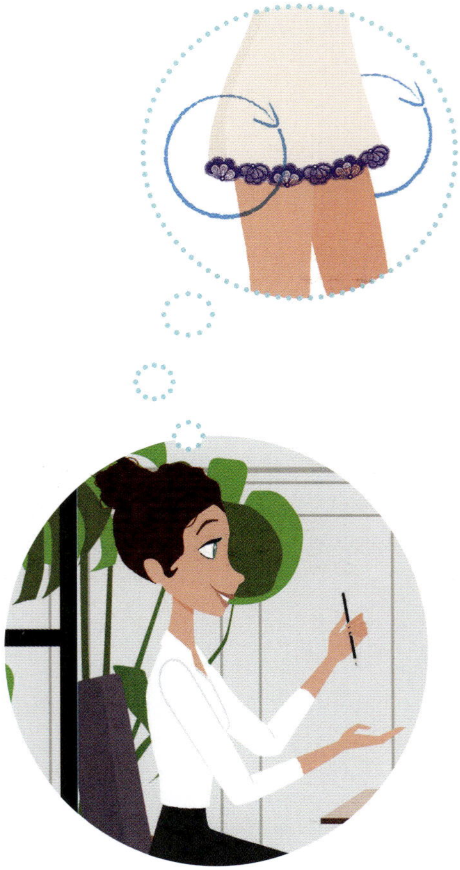

Probiere einmal im Sitzen, rein im Geist, einen Doppelkegel zu machen:

- Rechte Beckenschaufel vor und linke zurück, rechte hoch und linke runter, rechte zurück und linke vor, linke nach oben und rechte nach unten ... Spüre, wie deine Hüftknochen sich gegeneinander verschieben.

- Probiere auch die andere Richtung aus.

Tipp Diese kraftvolle Beckenbodenaktiv erung ist von außen nicht zu sehen. Einzig, dass dein Körper sich strafft, ist für Dritte erkennbar.

Übung at work

Pussy-Wände zusammenbringen

1

Diese Übung kannst du in jeder Position überall machen.

- Visualisiere, wie deine Vagina in deinem Körper liegt, und atme ein paar Mal in sie hinein. Nun stelle dir vor, wie du die rechte und linke Vaginalwand zusammenbringst.
- Führe die Übung ganz bewusst aus, ohne deinen Schließmuskel zu beteiligen und ohne dich auf die Sitzbeinhöcker zu fokussieren.
- Beobachte, welche Teile deines Beckenbodens hier aktiv werden und wie weit diese kleine Übung in deinen Körper ausstrahlen kann. Spürst du die Verknüpfungen im gesamten Bauch- und Beckenraum?

2

- Stelle dir wieder vor, wie du die rechte und linke Vaginalwand zueinanderbringst. Erst leicht und pulsierend, und dann fange an, mit beiden Seiten schneller zu flattern, so, als wolltest du mit ihnen Applaus klatschen. Spüre, wie diese Übung die Durchblutung deiner Vagina fördert.
- Nun lasse ganz bewusst los, und spüre, wie die Anspannung langsam nachlässt. Um vollständig loszulassen, atme lange Atemzüge in deine Pussy, und fühle, wie sie sich ausdehnt.

Übung at work

3

- Bringe diesmal die vordere und hintere Wand deiner Vagina zusammen, und beobachte, wie sich dein Becken aufrichtet. Kneife nicht deine Schließmuskeln zusammen. Achte auf Resonanz in Mund, Kiefer und Kehle.
- Lasse los, und wiederhole die Übung nun im Atemrhythmus: einatmen, loslassen, ausatmen, zusammenbringen.
- Lasse zum Schluss noch mal ganz bewusst los, und beobachte, wie sich nach und nach alles entspannt. Diese Entspannung ist gerade hier besonders wichtig.

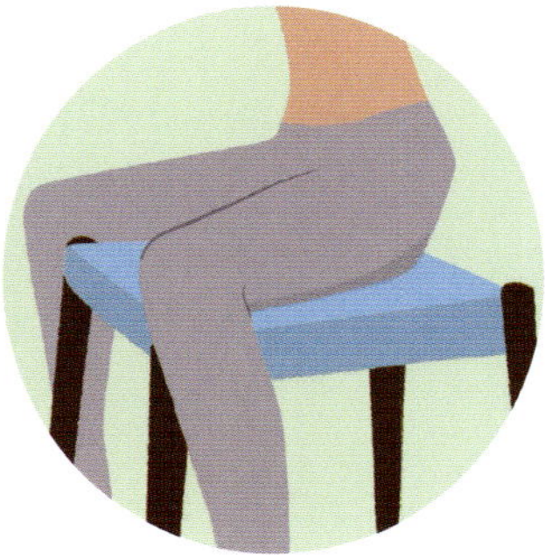

Po anspannen

Wo auch immer du heute sitzt:

- Spanne deinen Po an, so kräftig es geht.
- Lasse nun los, und spanne nur eine Pobacke an, dann lasse diese los, und spanne die andere an, im Wechsel.
- Spürst du, wie dein Körper vom Po nach oben gehoben wird?
- Spiele mit Rhythmus und Geschwindigkeit, und wiederhole die Übung, sooft du Lust hast.
- Stehe zwischendurch auf, und spüre im Stehen und Gehen nach.

Übung at work

Reiten auf dem Stuhl

Hier weitere Ideen für kleine Pausen zwischendurch:

- Setze dich rittlings auf einen Stuhl, und versuche, den Stuhl mithilfe deines Beckenbodens stoßweise nach vorn zu schieben.
- Schiebe deine Sitzbeinhöcker beim Vorstoßen aktiv nach vorn und zusammen, und lasse dann ganz bewusst los. Achte auf Lockerheit.
- Atme dabei entspannt, und lockere deinen Po ganz bewusst.
- Gehe zwischendurch immer wieder im Raum umher, um die Wirkung der Übung wahrzunehmen.
- Niemand in der Nähe? Dann lasse nun beim Reiten deinen ganzen Körper mitbewegen, wirf deine Arme in die Luft, und hab Spaß!

Rüttel-Shimmy

Tipp Diese Übung bringt dein Becken und deinen ganzen Körper in eine natürliche lockere Balance. Sie löst Spannungen und Fehlhaltungen.

Nimm dir 5 bis 10 Minuten Zeit, stelle dir dafür am besten einen Timer, damit du in der Zeit wirklich loslassen kannst.

- Beuge stehend beide Knie, und strecke sie wieder, dabei bleiben sie immer locker und werden nie durchgedrückt.
- Mache diese Bewegung immer schneller und genieße diese Vibration, die alles in deinem Körper nach oben wirft, von wo aus es nach unten fällt und sich von Mal zu Mal besser organisiert.

Übung at work

Brustdehnung und Aufrichtung

Diese Übung unterstützt eine selbstbewusste Haltung, die deinen Beckenboden entlastet.

- Stelle dich vor deinen Schreibtisch, und lege die Hände schulterbreit, eine Handbreit von der Tischkante entfernt, auf die Oberfläche.
- Strecke das Becken nach hinten und gehe mit den Füßen so weit zurück, dass dein Rücken mit dem Schreibtisch eine gerade Fläche ergibt. Lasse die Brust nach unten sinken.
- Deine Augen schauen nach unten, dein Kopf ist in Verlängerung deiner Wirbelsäule.
- Ziehe deine Schulterblätter in Richtung Hüften, und drücke deine Brust immer weiter nach unten.
- Spürst du eine Dehnung in der Brust? Genieße den Stretch für 7 Atemzüge, richte dich auf, und spüre die Wirkung.

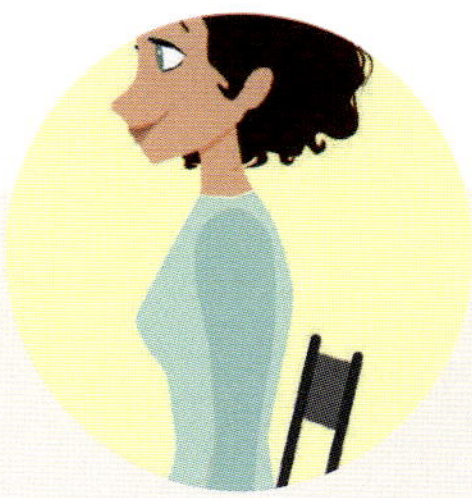

Sitzen ist nicht sexy

Das Sitzen auf Sitzmöbeln ist einer der Gründe für die Immobilität und Erschlaffung unseres Beckenbodens. Die ehemalige NASA-Wissenschaftlerin Dr. Joan Vernikos vergleicht die Auswirkung, die unser tägliches Sitzpensum auf unseren Körper hat, mit den drastischen Auswirkungen, die die Schwerelosigkeit im All auf Astronauten hat, weil sich in der Sitzposition Muskeln, Knochen, Gelenke und Gewebe nicht selbst gegen die Schwerkraft unterstützen und so ihre Kraft und natürliche Leistungsfähigkeit verlieren. Unsere Knochen brauchen Belastung, um kräftig zu bleiben. Die Entlastung durch das Sitzen führt zu porösen Knochen, vor allem im Becken und in den Beinen. Was da hilft? Weniger sitzen und mehr Zeit in anderen Positionen verbringen – und mehr Bewegung.

Übung at work

Der Schlüssel
zu einem guten Leben
liegt nicht darin, intellektuell
zu wissen, was richtig ist.
Der Schlüssel liegt
in unserer Fähigkeit,
die Information zu nutzen
und entsprechend
zu handeln.

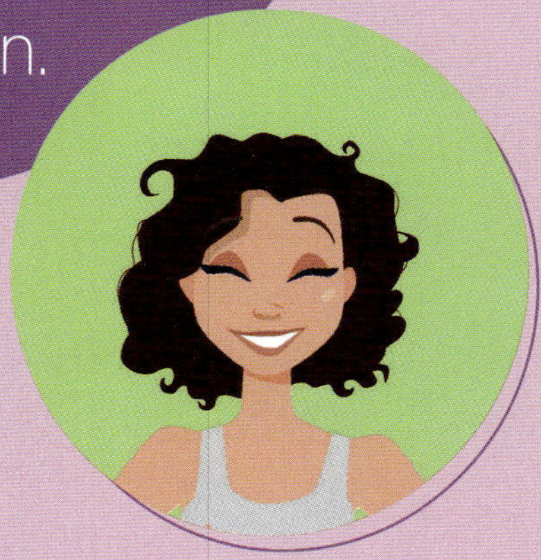

Pussy Yoga in your everyday life

Beschließe, dein Leben in jedem Augenblick zu genießen!

Lasse dir Zeit. Je mehr du mit Pussy Yoga übst, deinen Körper zu spüren, desto feiner wird dein Körperempfinden, desto mehr wird dein Becken durchblutet, desto leitfähiger werden deine sexy Nervenbahnen, und desto freier von alten Hemmungen wird dein Geist.

Genussvoll dranbleiben

Jetzt hast du jede Menge Übungen kennengelernt. Hast du schon alle ausprobiert? Um Pussy Yoga in deinen Alltag zu integrieren, hast du viele Möglichkeiten:

- ★ Setze dir zum Beispiel täglich feste Übungszeiten – sinnliche Minuten am Morgen oder am Abend, um zu üben, deine Pussy zu erforschen und die wundervolle Lebendigkeit deines Körpers zu genießen.
- ★ Oder du pickst dir für jeden Tag eine Übung heraus und lässt sie dich vom Morgen bis zum Abend begleiten. Wo immer es dir möglich ist, praktizierst du sie – ganz körperlich oder vielleicht auch nur im Geiste. Mental imaginierte Übungen verbessern deine Körper-Geist-Verbindung und die Bewegungsqualität.
- ★ Du machst dich ganz nach Lust und Laune mit den Übungen vertraut und etablierst in deinem Alltag ein wachsendes Bewusstsein für deinen Beckenboden und deine Pussy. So kannst du jederzeit und überall spontan kleine Übungen in dein Leben einbauen. Du bist immer in einer Spürverbindung mit deiner Pussy – und so aktivierst und entspannst, erlebst und belebst du sie unentwegt.
- ★ Du wählst dir einzelne Lieblingsübungen für bestimmte Tageszeiten und machst sie dann für eine längere Zeit. So kommst du immer tiefer mit deinen Erfahrungen. Anregungen dafür findest du auf den folgenden Seiten.

Wenn wir unsere Sinnlichkeit anschalten, wachen wir auf, kommen an in unserem Körper, werden präsent und können die anerzogene Handbremse loslassen und endlich Vollgas geben.

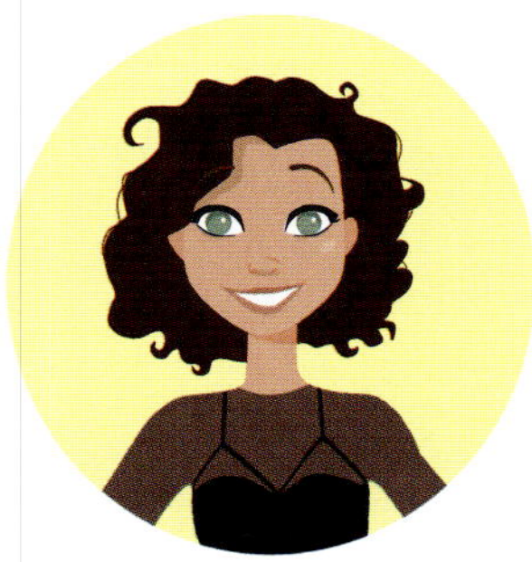

Mit Pussy-Feeling durch den ganzen Tag

Mit etwas Pussy-Bewusstsein kannst du in beinahe jeder Lebenslage trainieren und dein ganzes Leben in einen wundervoll sinnlichen Schwung versetzen. Hier ein paar Anregungen, die du nach Herzenslust erweitern kannst.

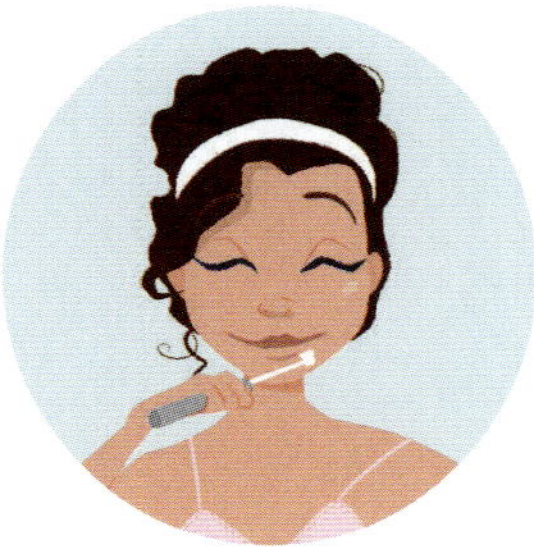

Der frühe Morgen ist eine gute Zeit, um dich mit dir selbst zu verbinden. In dir selbst ruhend hast du mehr Klarheit, Souveränität und Power für den Tag.

Pussy-Start am Morgen

- Ins Erleben kommen: Pussy-Kuh (→ Seite 27) oder auch Kettenreaktion (→ Seite 34)
- Beim Zähneputzen: Tiefe Hocke (→ Seite 40)
- Gleich morgens im Bett: Sinnlich aufwachen (→ Seite 48)
- Zur Begrüßung, gleich im Bett: Pussy-Meditation (→ Seite 50)
- Bei etwas mehr Zeit: Beckenbodenmeditation (→ Seite 50)

Unterwegs

Von den Übungen aus dem Kapitel »Pussy Yoga to go« kannst du dir jeden Morgen eine aussuchen und sie den Tag über im Kopf behalten. Wann immer du Zeit hast, übst du sie. Das geht zum Beispiel wunderbar mit:

- Reality Check im Alltag (→ Seite 54)
- Steißbein als Schwanz aktivieren (→ Seite 58)
- Sexy Gang (→ Seite 59) und Power-Pose (Seite 60)
- Treppauf und Treppab (→ Seite 64)

Im Arbeitsalltag

Hier bietet dir das Kapitel »Pussy Yoga at work« viele Anregungen. Wähle täglich ein oder zwei aus und mache ein Ritual daraus. Mit der Zeit hast du dann eine Übung für jede Gelegenheit parat – und kommst gelassen und sinnlich, selbstbewusst und erfolgreich durch den Tag. Beginne beispielsweise damit:

- Sinnliche Momente zwischendurch: Zarte Pussy-Atmung (→ Seite 67)
- Neues Lebensgefühl: Sanfter Bauch, offene Emotionen (→ Seite 69)
- Feine Lockerung: Kreuzbein und Steißbein mobilisieren (→ Seite 72)
- Mal kurz abhängen: Hängendes Atmen (→ Seite 73)
- Am Schreibtisch: Füße in die Erde drücken (→ Seite 76) und Knieübungen (→ Seite 78)
- Unbemerkt: Pussy-Wände zusammenbringen (→ Seite 84)

S.O.S. im Stress

- Lenke deine Aufmerksamkeit auf deinen Atem, und versuche, deinen Körper zu spüren. Atme ein und aus. Fühle, wie die Luft in deinen Körper »einfällt«, während du dein Zwerchfell bewusst loslässt, und fühle den Atem »herausfallen«, während du dein Zwerchfell und deine Organe weiter entspannst. Erlebe bewusst deinen Körper.
- Weite dann deine Wahrnehmung für deine Umwelt. Spüre sie mit allen Sinnen – ohne zu bewerten. Lasse einfach zu, was ist. Du bist im Jetzt.
- So wach und präsent kannst du die Situation besser beurteilen und richtige Entscheidungen treffen.

In der Mittagspause

- Beim Warten vor dem Herd oder dem Wasserkocher: Beckenboden im »Plié« (→ Seite 45)
- Zum Lockern: Beckenwippen (→ Seite 46)
- Wenn du liegen kannst: Pussy fallen lassen (→ Seite 48)
- Mini-Entspannung: Beckenboden fallen lassen (→ Seite 68)
- Voller Ruhe: Tiefenentspannung für Becken und Organe im Sitzen (→ Seite 69)
- Zurück zur Sinnlichkeit: Ganzheitliche Beckenbodenatmung (→ Seite 72)
- Vorm Neustart: Energieschütteln (→ Seite 79)

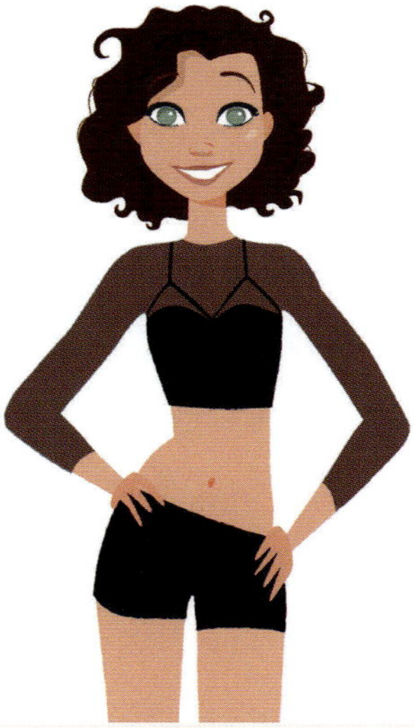

Sinnlich essen

Durch die folgenden Tipps kann das Essen zu einer entspannenden Ruheoase in deinem Arbeitstag werden:

- Nimm dir Zeit für 5 tiefe Atemzüge in Vorfreude auf dein Essen. Das wirkt über deinen Vagusnerv sofort beruhigend auf dein Nervensystem.
- Entspanne deinen Bauch.
- Nimm dein Essen mit allen Sinnen wahr.
- Lege dein Besteck nach jedem Bissen ab, um in Ruhe zu kauen. Kaue dein Essen gründlich, bis es ein richtiger Brei ist.

Am Abend

- Herrlich zum Ankommen bei sich selbst: Frei tanzen (→ Seite 26)
- Sehr schön vorm Einschlafen: Beckenmassage (→ Seite 28) oder Tiefenentspannung für Becken und Organe (→ Seite 51)
- Für die Forscherin: Die Pussy-Erweckung (→ Seite 32)
- Entlastend für den Rücken: Becken mit Steißbein einrollen (→ Seite 36)
- In der Freizeit ankommen: Lockerungsübung (→ Seite 47)
- Genussvoll: Entspannende Bauchmassage (→ Seite 49)

Am Wochenende

Wie wäre es mit einem sinnlichen Samstag oder Sonntag ganz im Pussy-Feeling? Nimm dir ausreichend Zeit, mache es dir gemütlich, und probiere ein paar vertraute oder auch neue Übungen aus diesem Buch. Mache sie ganz ausführlich und in Ruhe, und entdecke die tiefe Kraft im Inneren deines Körpers. Vielleicht möchtest du dich danach mit deinem Partner oder deiner Partnerin für entspannten Körpergenuss zu zweit verabreden …

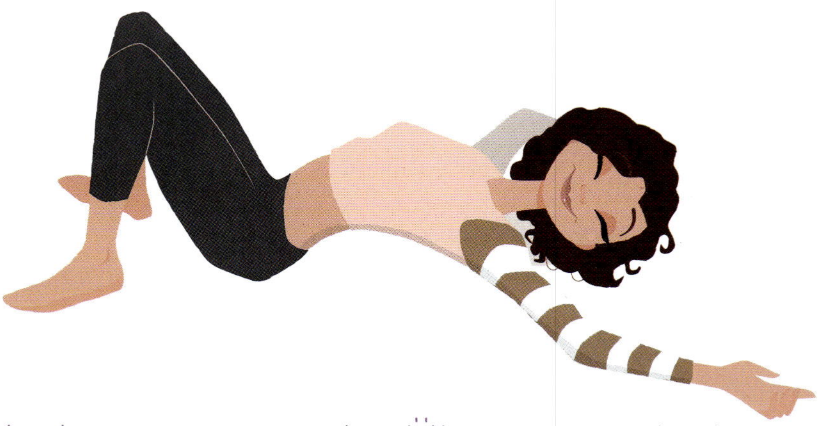

Lebensgenuss ist Übungssache!

Über die Autorin

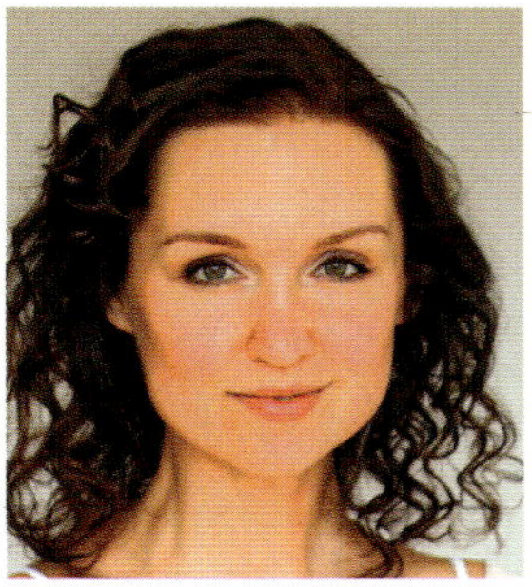

© Moin Yamina

Coco Berlin hat mit ihren orientalischen Tanzshows Kunden wie Hilton, L'Oréal und BMW auf der ganzen Welt begeistert. Dem breiten Publikum ist sie durch Auftritte im Fernsehen u. a. bei *Bülent Ceylan, Kurt Krömer* oder *Galileo* bekannt. Ihre internationalen Workshops, DVDs und Online-Kurse haben bereits über sieben Millionen Frauen bewegt. Zertifizierte Lehrerinnen unterrichten mit Cocos Methode weltweit.

Pussy Yoga basiert auf der von Coco Berlin seit 2006 entwickelten Methode *Pelvic Floor Integration*, die systematisch das Körpergefühl vertieft und es Frauen ermöglicht, ihren Beckenboden in seiner Gänze zu erspüren und somit effektiv zu trainieren. Ihr Grundlagenbuch »Pussy Yoga« hat den Nerv vieler Frauen getroffen und war ein voller Erfolg, weshalb sie sich zu diesem Workout-Book mit vielen weiteren Übungen entschieden hat. Ebenfalls in der Reihe erschienen ist der Pussy Yoga Kalender für jeden Tag.
Mehr zu Coco Berlin auf www.coco-berlin.com

Über die Illustratorin

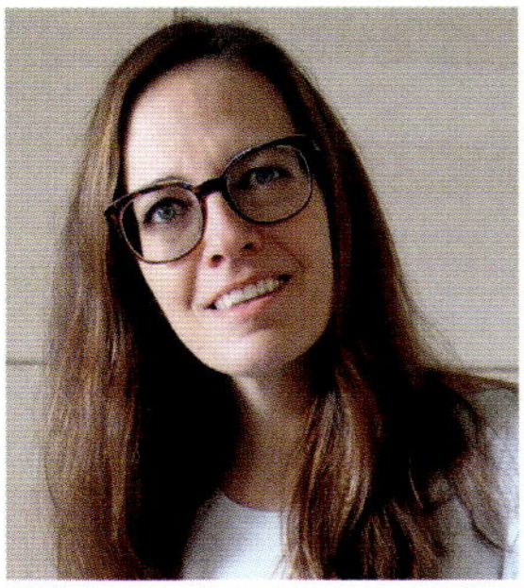

© Martin Kmiotek

Die studierte Diplomdesignerin Heike Kmiotek arbeitet seit mehr als 15 Jahren erfolgreich als freie Illustratorin und Designerin. Ihre Illustrationen finden sich in Büchern, Magazinen, aber auch in Lernmaterialien für Kinder und Erwachsene. Sie lebt mit ihrem Mann und ihrer Tochter in der Nähe von Düsseldorf.
Mehr zu Heike Kmiotek auf www.heike-kmiotek.de und auf Instagram.